父母必读养育系列图书

儿童过敏公开课

向莉 著

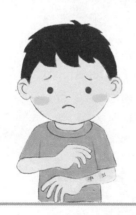
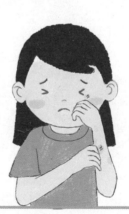

北京出版集团
北京出版社

图书在版编目（CIP）数据

儿童过敏公开课 / 向莉著. — 北京：北京出版社，
2020.5

ISBN 978-7-200-15543-3

Ⅰ. ①儿… Ⅱ. ①向… Ⅲ. ①小儿疾病 — 变态反应病
— 防治 Ⅳ. ① R725.9

中国版本图书馆 CIP 数据核字（2020）第 062064 号

儿童过敏公开课
ERTONG GUOMIN GONGKAI KE
向莉　著

*

北　京　出　版　集　团
北　京　出　版　社　　出版

（北京北三环中路 6 号）

邮政编码：100120

网　　　址：www.bph.com.cn

北 京 出 版 集 团 总 发 行
新　华　书　店　经　销
北 京 瑞 禾 印 刷 有 限 公 司 印 刷

*

710毫米×1000毫米　16开本　17.5印张　200千字
2020年5月第1版　　2022年4月第2次印刷

ISBN 978-7-200-15543-3

定价：68.00 元

如有印装质量问题，由本社负责调换

质量监督电话：010-58572393

欢迎来到
儿童过敏公开课的课堂！

序言

亲爱的宝爸、宝妈：

大家好！

相信不少家长都遇到过孩子长时间咳嗽、喘息、流鼻涕、眼鼻发痒、皮肤红疹甚至呼吸困难等症状，它们大多发生在孩子在树林花丛间或者阴雨天、雾霾天，或是接触到某些玩具或者食品时。

那么，这些症状和过敏有关吗？

如果出现过敏我们又该如何应对呢？

在儿童过敏公开课的课堂，我们将通过众多真实的病例，用生动的描述带家长走进儿童过敏的世界，揭开它的神秘面纱，深入浅出地为家长讲述最有效、最实用的技能。

在这里，家长不仅可以学到关于过敏性疾病的基本知识，还可以掌握如何更有效地照顾患有过敏性疾病的孩子，和医生一起解决儿童过敏难题。

现在，我们就一起开启这段独特而有意义的学习旅程吧！

推荐序

　　随着社会经济发展和生活方式转变，近 30 ～ 40 年来，儿童常见疾病谱呈现出从感染性疾病向慢性非传染性疾病（NCD）变化的趋势，其中过敏性疾病是一类典型的 NCD。对过敏性疾病的防治理念需要有更新认识，特别是环境因素与过敏发病关系的认知，在过敏性疾病防治管理中尤为重要。

　　我从事儿童呼吸道疾病防治六十多年，也培养了数十名儿科呼吸各亚专业方向的优秀人才，向莉主任医师曾于二十多年前在我带领的呼吸功能和变态反应团队指导下进行儿童哮喘病防治临床诊疗和应用研究，并持续开展和推广哮喘管理教育工作。

　　今天，我很欣慰地看到向莉带领她蓬勃发展的过敏学科年轻团队出版《儿童过敏公开课》，能够系统地将儿童过敏防诊治热点问题转化为广大儿童及其家长们所需要的过敏健康素养知识提升读本，无疑这是国家儿童医学中心北京儿童医院重视医、教、研、防四大工作领域的一个具体体现，它有效地推动了过敏疾病预防中科普教育系统化的工作。希望广大的过敏患儿家长能够从系统化防治教育中获益。希望孩子们健康成长，拥抱更灿烂的明天！

国家儿童医学中心北京儿童医院

呼吸专业创始者 教授　江载芳

2020 年 4 月

推荐序

儿童过敏性疾病是最常见的慢性疾病之一，近 20~30 年来，其患病率仍在不断增长，包括湿疹、特应性皮炎、食物过敏、过敏性鼻炎、过敏性哮喘等在内的过敏性疾病累计患病率高达 30%~40%

从疾病本质而言，过敏性疾病是人体免疫系统对外界普遍环境刺激发生异常免疫反应的疾病状态。由于遗传和环境因素共同作用，尤其是社会和生活方式等因素也会产生一定影响，儿童过敏性疾病呈现出起病年龄早、病程时间长、症状易反复、治疗难痊愈的特点，它已成为严重危害儿童健康和家庭生活质量的慢性非传染性疾病。过敏疾病在儿童期如果未能得到有效治疗、管理和防控，将为孩子成年阶段的慢性疾病埋下隐患。

过敏性疾病在儿童期的表现复杂多变，许多患儿因不同症状此消彼长而辗转在皮肤、消化、耳鼻喉、呼吸、急诊、保健、营养等不同专科就诊，可谓力尽周折。而从整体上对过敏症进行系统性诊断评估，结合患儿内因和外环境特点来开展个体化防治及教育，是成功达到降低过敏复发和预防进展的要素。

国家儿童医学中心北京儿童医院过敏反应科正是在儿童过敏性疾病诊疗需求不断增长的情况下应运而生的临床专科。实践出真知，在繁忙的临床医疗工作中，向莉主任和她带领的过敏反应科团队坚定以专科诊治与患儿过敏管理教育相融合的理念，并坚持付诸实践，为儿童过敏的早期预防、发作预警、改善预后而持续努力，积累了丰富的临床经验。

《儿童过敏公开课》是一本专门为过敏患儿家长精心编写的系统性儿童过敏防治科普知识读本，是更好促进医患沟通的桥梁。全书以大量真实的过敏病例诊疗经历为线索深入浅出讲解过敏疾病医学常识，力求用平实的语言配以形象的图解，加深家长们对微观过敏免疫知识的理解，并提供关于过敏原认知防控技巧，以及过敏疾病健康管理的可操作性方法。

医者父母心，儿科医师为患儿诊疗疾病，同时也为患儿家长开启获益健康教育的一扇窗。希望《儿童过敏公开课》一书能成为过敏患儿家庭的良师益友，帮助广大父母更好地养育孩子健康成长，为健康中国添砖加瓦。

国家儿童医学中心北京儿童医院

院长 教授

2020 年 4 月

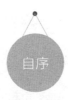

自序

　　《儿童过敏公开课》的出版初衷，是希望通过这本科普读本，让过敏疾病患儿的家长能够正确认识过敏病因，遵行医嘱采取综合防治措施，来更好地管理孩子的过敏情况。过敏疾病在儿童期是常见病、多发病、慢性病，在规范诊疗层面上，强调的是综合诊治，并结合儿童个性化的特点实施"一人一案"的理想综合防控规划。在这个过程中，医患之间"伙伴式"的沟通尤为重要。而更有效的沟通前提是双方对所表达和传递的信息可以相理解，因此，力求将专业防、诊、治理念转化为让受众更容易理解的结构层次和语言风格是本书的创作重点。

　　为此，以病例重现为线索、以过敏免疫反应知识点为递进、以文图结合为展现形式的这样一本"教学课程式"科普读物最终诞生了。开卷有益，希望《儿童过敏公开课》能成为过敏儿童或过敏高风险儿童家长的过敏认知进阶秘籍，帮助家长知行合一，成为儿童健康成长的护佑人。

我指导的首都医科大学 2018 级硕士研究生杨世青同学在病例资料整理、文献检索方面做了大量工作，并参与历次修审协调，为本书出版做出了积极努力。华中科技大学同济医学院 2016 级临床医学专业杨远帆同学亦作为志愿者积极参与了部分篇幅的修改与审核。由衷感谢他们的努力与坚持！一并致谢《父母必读》杂志编辑团队各位老师的尽心指导和力！

国家儿童医学中心北京儿童医院

过敏反应科主任　副教授

2020 年 4 月

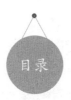

目录

第一单元　过敏**是这样的**

呼吸系统过敏性疾病

第三单元　皮肤黏膜过敏性疾病

第四单元　食物过敏**和消化系统过敏性疾病**

第五单元　过敏原**和触发过敏症发作相关问题**

第六单元　过敏性疾病常用检查方法

过敏的**防治和管理**

目录

附录

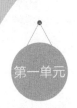

第一单元

过敏
是这样的

过敏是涉及全身多个系统的综合表现，累及的系统不同，症状也会不同。本单元我们就从过敏最常累及的呼吸系统、消化系统，以及皮肤入手，为家长讲解过敏和免疫的基础知识。

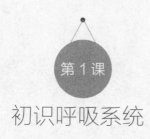

第 1 课

初识呼吸系统

呼吸活动作为生命体征之一，每时每刻都在进行。呼吸活动的完成需要身体的哪些器官和组织配合，具有哪些特点，都将从本节课开始揭晓……

奇妙的呼吸系统

在日常生活中，面对不可完全避免的空气污染，变化迅速的气温，我们的呼吸系统究竟是怎样保证我们能够吸入相对洁净、温暖的空气呢？这一切还得从呼吸系统的结构说起。

我们的呼吸系统是一个大家庭，鼻、咽、喉、气管、支气管、肺，都是这个家庭中的一员。它们每天各司其职，共同合作，为我们提供了机体内部和外界环境进行气体交换的绝佳场所，现在，我们就来认识一下这个大家庭的主要成员吧。了解呼吸系统各部分的组织结构，有助于大家后面更好地理解疾病的发病机制。

呼吸系统包括呼吸道和肺两部分。呼吸道，顾名思义即气体进出肺的通路，包括鼻、咽、喉、气管、支气管。呼吸道具有加温、加湿、过滤和清洁吸入气体的作用，除此之外，面对可能进入呼吸道的异物和产生的刺激还具有防御反射（咳嗽反射和喷嚏反射）等保护功能。

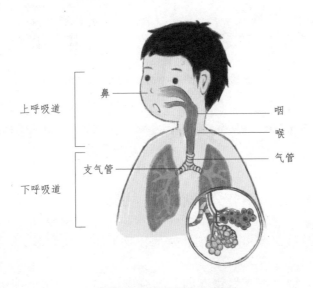

呼吸系统包括呼吸道和肺两部分

气管壁分为 3 层：黏膜层、黏膜下层、外膜。其中黏膜层附着纤毛，并且富含淋巴组织；黏膜下层则是各种腺体的聚集地；在外膜，有"C"形弹性软骨包绕，缺口处则附有平滑肌和韧带。

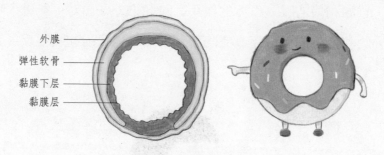

外膜
弹性软骨
黏膜下层
黏膜层

气管壁3层结构图——黏膜层、黏膜下层、外膜

支气管无论是结构还是功能均与气管相似。其中特殊之处表现在：

第一，左、右支气管分别进入左、右肺中。

第二，管径、管壁均变细、变薄，平滑肌逐渐增多。

肺小叶：每个细支气管连同它的分支至肺泡，组成一个肺小叶，是肺的结构单位。

上、下呼吸道的区分

周一的早上，妈妈在厨房忙忙碌碌，为要上学的琳琳准备营养丰富的早餐。早餐准备好了，琳琳却跟妈妈说："我嗓子痛，鼻子塞，好像感冒了。"妈妈不放心，就带琳琳去了最近的社区医院。医生告诉妈妈："琳琳是上呼吸道感染，要注意开窗通风，多休息、多喝水。"

医生说的上呼吸道究竟包含哪些部分，它又具有什么临床意义呢？

我们通常将鼻、咽、喉 3 个部分称为上呼吸道，而将其下方的气管、支气管称作下呼吸道。我们常说的感冒其实就是上呼吸道感染，过敏性鼻炎属于上呼吸道疾病，而支气管哮喘则是下呼吸道疾病。由于上、下呼吸道在结构上相互连通，因此过敏性鼻炎和支气管哮喘两者之间也可以相互影响。

第 2 课

空气是如何被身体利用的？

呱呱坠地的新生儿离开妈妈的子宫，独自面对陌生而新鲜的世界，第一声啼哭向世界宣告：这是我第一次真正的呼吸，自此肺泡打开，迎接空气进入，呼吸系统便正式开始工作了。呼吸系统究竟是如何工作的呢？

分岔的支气管

刚刚从外界环境中进入人体的"空气分子大军"，浩浩荡荡地沿着呼吸道一路前行，过了"安检处"——鼻腔，走过了"交通要道"——咽喉，又沿着"正常道路"——气管一路进发，紧接着便出现了"两条岔路"——左支气管、右支气管。

其实空气无论去到哪边，最终都将在肺泡中完成与机体之间的气体交换：把外界新鲜的氧气供给机体，同时把机体产生的二氧化碳排出体外，数以亿计的肺泡时时刻刻都在重复这一过程。成熟的呼吸道肺泡出现在妊娠约 36 周时，并持续发展至孩子约 2 岁时，总表面积约为 2.8 平方米。孩子出生时产生大约 2000 万 ~ 5000 万个肺泡。正常成人的肺泡数量在 3 亿 ~ 5 亿之间，直径为 150 ~ 200 微米。

支气管的使命

左、右支气管分别通向左、右两侧的肺中，它们仿佛一棵倒立的大树：主干的气管不仅宽大，还有着"C"形软骨的保护，"C"形软骨起到很好的支撑作用，以防止气管发生变形而影响通气。逐渐向下的分支气管越来越窄，慢慢失去了环状软骨的固定，因此，当环绕小支气管的肌肉突然发生剧烈收缩，或者气管中分泌的黏液增多时，细小的支气管就很容易发生堵塞。这时，气管中的纤毛会分泌适度的黏液，就像蘸上肥皂水的毛刷，可以将潴留的异物推向上方并排出体外。就这样，呼吸系统完成着属于自己的工作……

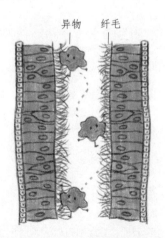

气管中的纤毛不停摆动，将异物推向上方，继而排出体外

第3课

为什么孩子更容易出现呼吸道的感染?

每到呼吸系统疾病高发季,小孩子总是最容易中招的那一个。这时,家长心中常常充满了疑惑:自己平时已经处处小心,为什么孩子还是那么容易生病呢?

呼吸道又感染了

深夜,爸爸妈妈突然听到2岁的莉莉在剧烈地咳嗽,妈妈赶紧把莉莉抱到怀里,轻拍她的后背,爸爸赶忙去倒止咳糖浆。但是莉莉的情况并没有好转,反而咳得越来越严重。妈妈听到她的嗓子里有"呼噜呼噜"的声音,摸了一下莉莉的额头,感觉有点儿热,一量体温达到了38.2℃,爸爸妈妈马上抱着莉莉去看急诊。

医生听了听莉莉的肺部,化验了血常规,告诉莉莉爸爸,她得了肺炎,需要住院进一步治疗。爸爸问:"莉莉已经得了两次肺炎了,为什么她这么容易感染呢?"

感染原因大起底

儿童的呼吸系统尚未发育成熟，和成人相比，儿童的鼻腔短小，鼻道狭窄。外界的细菌、病毒等微生物很容易突破鼻腔中柔嫩的黏膜，随后通过毛细血管沿血流播散到全身各处。同时，由于头部器官和组织结构复杂，有许多还未完全发育好的解剖结构，因此，鼻腔中的感染原也很可能导致鼻窦炎、中耳炎、结膜炎，以及咽喉炎、扁桃体炎、支气管炎和肺炎等一系列上、下呼吸道感染疾病。

为减少孩子感染呼吸道疾病，家长在呼吸道感染高发期要为孩子做好预防措施，比如，在人群密集场所戴上口罩，天气变化时及时增减衣物；合理饮食和适量运动以提高自身免疫力；做好手、脸的卫生工作。

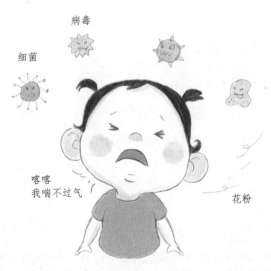

哮喘、过敏原因大起底：各种各样的病原体和过敏原均可能引起咳喘症状

第4课

正常呼吸道及过敏疾病时呼吸道的微观结构

前面已经对呼吸系统的大体结构做了介绍，本节课我们将转换视角，从微观入手，带您了解呼吸道分别在正常状态和过敏状态下所呈现的不同结构。

过敏的呼吸道变化

患有支气管哮喘孩子的家长普遍有这样一种感觉：自家孩子好像比别的孩子更敏感。比如，闻到大人身上一丁点儿的烟味儿，就开始咳个没完，或者是空气稍微凉一点儿，就开始打喷嚏、咳嗽……

确实如此，原因在于正常状态下的呼吸道和过敏状态下的呼吸道存在差异。

正常的呼吸道管腔规整，纤毛排列整齐，并且有节奏地摆动着，时时刻刻在清扫外来的异物，保证进出机体的气体畅通无阻。

而过敏的呼吸道则是另外一番景象：气道黏膜被大量炎症细胞浸润及多种炎性介质释放，腺体分泌增多，纤毛出现不同程度的损伤，气道平滑肌收缩等因素共同参与，导致呼吸道管腔狭窄，气体进出不畅。

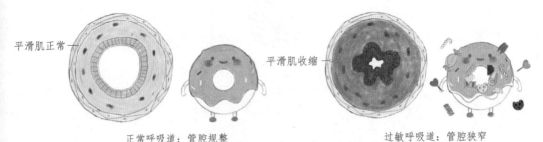

平滑肌正常

正常呼吸道：管腔规整

平滑肌收缩

过敏呼吸道：管腔狭窄

正常状态和过敏状态下的呼吸道结构

炎症越久，哮喘越重

目前人们认识到，哮喘是一种气道慢性炎症性疾病。所谓炎症，指的是气道黏膜局部有大量炎症细胞合成并释放多种引起炎症的物质。引起炎症的物质被称为"炎症介质"，其中就包括大名鼎鼎的"组胺"。这些炎症介质一方面导致气道面对外界刺激更加敏感、脆弱，也就是所谓"气道高反应性"；另一方面会引起气道产生更多的黏液，久而久之，气道壁变粗，气道腔变窄，也就是所谓"气道重塑"。气道高反应性是支气管哮喘的主要病理特征，临床上通过支气管激发试验来测定气道高反应性。

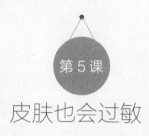

第 5 课

皮肤也会过敏

过敏除了会累及呼吸系统以外，还有谁可能是受害者呢？如果您曾经看到或听到"湿疹"这个词的话，可能对本节课的内容就不会感到陌生了。

皮肤的结构

有的孩子皮肤特别敏感，刚出生就反反复复长湿疹，而有的孩子皮肤却没有那么敏感，这是什么原因？这需要从皮肤的结构开始说起。

面对外界环境中不计其数的病原微生物，皮肤是身体的第一道屏障。皮肤分 3 层：表皮、真皮（皮肤点刺试验即为刺破真皮）和皮下组织。

由表皮层组成的最外部更新速度快，密集如叠瓦般排列的表皮细胞保护皮肤组织内的水分不被丢失，也能很好地将非己成分"拒之门外"。而皮肤的中间部分则由真皮层构成，它不仅如房梁一样支撑起较薄的表皮，维持着皮肤形态的丰满，其间分布的毛细血管更可以在最短时间内将免疫细胞输送至伤口等处。最下方的皮下组织则含有脂肪以缓冲减震，并连接着更下方的结构。

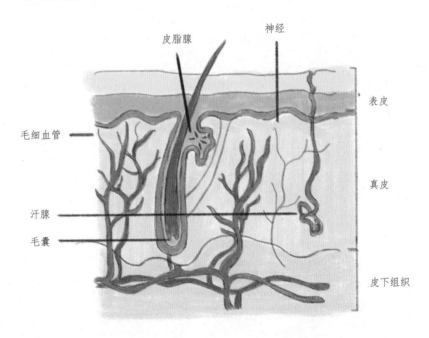

皮肤的正常结构——第一道屏障的基础

皮肤过敏的原因

皮肤发挥屏障作用的前提是保证皮肤的完整性。一旦皮肤失去了完整性，外界致敏物易于进入机体，敏感体质者的皮肤表皮层和真皮层中的部分免疫细胞便会释放出过敏信号，继而吸引更多的炎症细胞聚集，引发局部乃至全身的过敏反应，这也是过敏原检查中很重要的一项——皮肤点刺试验原理的基础。

通过皮肤点刺试验，我们就能找出到底哪些物质会引发身体的过敏反应，从而更好地辅助治疗和指导过敏原回避。

会过敏的消化系统

因为某些原因，刚出生的宝宝不得不用奶粉来代替母乳。可是，刚喝完奶的宝宝马上就出现皮疹和一些消化道症状，甚至可能危及生命。这是为什么呢？

为什么会发生食物过敏？

细心的家长一定会留心，饼干的包装上有时会注明不含有花生、鸡蛋或者小麦等相关成分，这其中有什么特别的含意呢？

原来这些特别标明的成分都与消化系统的过敏反应密切相关。由于遗传因素、环境因素、孩子尚未发育完善的消化系统，以及其他一些我们目前还不太清楚的原因，导致不是每个孩子都能够接受小麦、鸡蛋、花生、牛奶等食物。当对某些食物过敏的孩子接触这类食物后，便会产生一系列的过敏反应。与过敏有关的细胞释放和过敏有关的物质随血流播散全身，一方面可以导致孩子产生腹痛、腹泻、呕吐、便稀或者便中带有血丝这些消化系统症状，另一方面也会导致全身各处瘙痒、皮疹等更直观的过敏症状。

仔细观察，才能找到"元凶"

能够导致过敏的食物种类繁多，而且每个孩子对不同食物的过敏情况并不相同，这就需要家长平时仔细观察，及时发现孩子是否有过敏反应。如果发现孩子在吃完某些食物后出现不明原因的哭闹、呕吐、腹泻等情况，要多留心这种情况的发生是否规律，比如，他是否在吃完某些特定食物后才产生，以及症状产生和消退的具体时间，同时要多观察孩子身体的其他部位是否也有反应，比如出现皮疹、瘙痒、口唇水肿等。一旦出现相关症状，要尽早就医，以便找出过敏的真正原因。

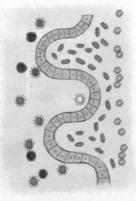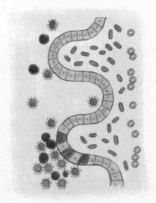

正常消化系统　　　　　　过敏消化系统

正常状态和过敏状态下的消化系统

正常消化系统表面结构完整，适合蛋白质消化吸收。过敏消化系统表面结构损伤破坏，蛋白质不能被消化直接进入肠道内血管引起炎症

第7课

人体正常的免疫过程

在我们每天自由自在享受健康生活的时候，身体中有这样一群"卫士"一直在忠诚地抵御"外敌"入侵。现在，让我们一起来认识这些伟大的"卫士"……

机体的两套免疫系统

免疫细胞和分子存在于我们身体的很多地方，它们是我们的健康卫士，当然这是在免疫反应正常的时候。那如果免疫过激时又会怎么样呢？免疫和过敏究竟是什么？

提到免疫，最为直观的理解便是机体杀灭侵入人体的有害物质。长久以来，机体进化出了两套免疫系统，分别称作非特异性免疫和特异性免疫。其中特异性免疫又包含了体液免疫和细胞免疫。

"哨兵"——非特异性免疫

非特异性免疫如"哨兵"一样，它能够识别绝大多数的致病物质，因此在日常生活中当少量病原体进入身体后，"哨兵"能够在第一时间发现"敌情"并迅速将小股"敌人"吞噬消灭，负责这类免疫的细胞主要有巨噬细胞。它反应迅速，但并不具备精准消灭某种特定病原体的能力。例如，如果血常规化验单上出现单核细胞数值偏高，就代表着可能出现了相关感染性疾病。

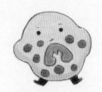

巨噬细胞

"精准导弹"——特异性免疫

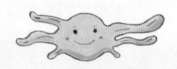

树突状细胞

当病原体致病力较强，非特异性免疫无法完全将病原体杀灭时，特异性免疫便开始发挥作用了。负责特异性免疫的主要有 T 细胞和 B 细胞，当一种名字叫"树突状细胞"的"哨兵"发现致病物质后，它在吞噬的同时也将病原体的具体特征、特性传递给了 T 细胞和 B 细胞。随后，如同"精准导弹"一样，大量 T 细胞便开始攻击已经被病原体感

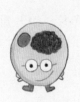

T 细胞

B 细胞

染的正常细胞，并使它们破裂溶解，使病原体无处藏身，这个过程便称作细胞免疫。

与此同时，收到信号的 B 细胞也开始分泌大量抗体，抗体如同一张大网将游走在正常细胞外的病原体牢牢地网在一起，阻止它们的进一步侵袭，这个过程叫作体液免疫。

因此，我们把能够诱发 B 细胞生成抗体的物质称作抗原，抗原的本质是蛋白质，把有抗原和抗体参与的过程称作特异性免疫反应，它虽然比非特异性免疫反应慢，但是清除的效率更高，同时当相同病原体再次入侵时，T 细胞和 B 细胞便能够根据"记忆"，迅速识别出这些病原体，更快地做出反应。

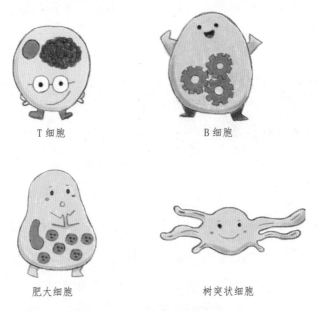

T 细胞　　　　　　　　　　　B 细胞

肥大细胞　　　　　　　　　树突状细胞

参与过敏反应的各种细胞

第 8 课

免疫和过敏

讲到过敏，大家可以举出很多的例子，如花粉过敏、花生过敏等。为什么这些生活中常见的无害物质会导致我们的机体产生过敏反应呢？又为什么只有部分人群会对这些物质过敏呢？这一切，还要从免疫反应谈起。

初次接触，致敏状态的产生

由于遗传等多种因素的影响，当呼吸道、消化道的黏膜和皮肤等处接触过敏原后，由特异性免疫中的浆细胞（受到刺激而活化后的 B 细胞）产生的免疫球蛋白 E（即 IgE）便会释放，并和黏膜中的肥大细胞等细胞相结合。这些和过敏紧密相关的细胞此时便处于致敏状态，但并不会产生有关的过敏反应。如果很长一段时间内我们并没有再次接触相同的过敏原，那么致敏的状态也会随之消退。对于 IgE 来说，不同的抗原产生不同的 IgE，例如，对鸡蛋过敏，机体产生的就是针对鸡蛋的 IgE。

再次接触，过敏发生

如果我们在短时间之内再次接触致敏物质，这些分布在不同部位的致敏状态肥大细胞就会接收到信号，肥大细胞迅速被激活并释放和过敏反应有关的炎症介质，包括组胺、白三烯等。比如，释放在气道中的炎症介质将会导致支气管剧烈收缩，出现呼吸困难症状；释放在皮下组织的过敏信号将会导致血管的通透性大大增加，血管中的物质大量渗出则会导致局部红肿；作用在消化道黏膜则会导致腹痛、腹泻等有关症状。

因此，如果我们采取科学合理的方法，比如避免接触过敏原，阻止有关过敏信号的释放等，便可以缓解或是避免过敏反应的发生。

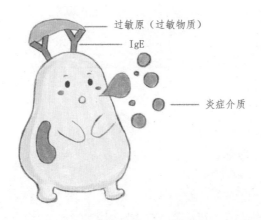

再次接触致敏物质后的肥大细胞
过敏原与肥大细胞表面的 IgE 结合，肥大细胞被激活并释放组胺等炎症介质

本单元重点内容回顾

1. 呼吸系统分呼吸道和肺两部分。呼吸道包括鼻、咽、喉、气管、支气管，以喉为界，分为上、下呼吸道。吸入的气体在肺中与机体完成交换。

2. 皮肤和消化系统均可以发生过敏反应。平时应多注意观察症状与进食的关系，为保护儿童皮肤的健全屏障功能，应该予以皮肤充分的润泽和护理。

3. 免疫分为非特异性免疫和特异性免疫。非特异性免疫大多是人体先天固有免疫；特异性免疫大多后天获得，二者在人体的发育发展过程中为机体免除病变提供防护，是一个超级复杂的系统。

4. 过敏反应是指机体对大多数人而言天然无害的物质表现出过度异常的免疫反应。过敏是免疫系统对外来的物质，无论敌我均出现过度强烈的敏感反应，导致发生各种各样的不适症状，引起机体病变。

第二单元

呼吸系统
过敏性疾病

通过上一单元的学习，我们已经对呼吸系统有了一定的认识。本单元我们就趁热打铁，来学习呼吸系统过敏性疾病的相关内容。

第 9 课

喷嚏不断，和感冒无关

孩子一打喷嚏、流鼻涕，家长就习惯性地把这些症状往感冒上靠，可是事实真的是这样吗？其实，如果孩子打喷嚏、不停地流清水样鼻涕的时间超过一周的话，就应该对"感冒"这个结论进行质疑了，下面阿林小朋友的经历也许能给家长一点启示。

准时到来的喷嚏、咳嗽

一位名叫阿林的小朋友进入了诊室，他刚刚 5 岁，来自内蒙古西部地区。别看阿林才 5 岁，却已经是一个有着 3 年病史的老病号了。这是怎么回事？

原来每年的 7 月中旬到 9 月末，阿林的眼睛就变得又红又痒，他忍不住用手去揉，可是却越揉越痒。而且，这段时间阿林一躺下睡觉，鼻子就不停地流清水样鼻涕，"喀喀喀"地咳嗽，还伴着一连串的喷嚏，难以入睡。好不容易哄睡了，还没坚持到天亮，咳嗽、喷嚏又开始了，阿林不断地说浑身痒，妈妈说阿林的"熊猫眼"就是经常睡不好觉熬出来的。

揭秘过敏性鼻炎

阿林上述症状的出现到底是什么原因呢？答案就是我们本节课马上要介绍的过敏性鼻炎。

过敏性鼻炎俗称"鼻过敏"，具体而言，是具有过敏体质的儿童在遇到环境中的过敏原后，主要由一种叫 IgE 的抗体介导的鼻黏膜非感染性慢性炎性疾病。通俗的解释便是过敏性鼻炎的发病需要两方面因素：一是过敏体质；二是过敏原。过敏性鼻炎的关键词有 4 个：一是 IgE 介导；二是非感染性；三是慢性；四是炎性。因为是非感染性炎症，因此抗生素无效。因为是慢性炎症，因此需要长期规范治疗和管理。

对于儿童来说，1 ~ 3 岁常见的过敏原是来自室内的尘螨，温血动物的皮屑、毛发、唾液、尿液，禽类的羽毛，食物。4 ~ 5 岁后，花粉引起的过敏性症状逐渐增多。另外，真菌孢子也是儿童常见的过敏原之一。

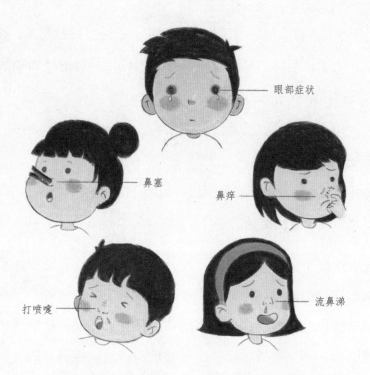

眼部症状

鼻塞

鼻痒

打喷嚏

流鼻涕

过敏性鼻炎的症状——眼部症状、鼻塞、鼻痒、打喷嚏、流鼻涕

从上面的例子中，我们也可以总结出过敏性鼻炎的典型症状，就是阵发性喷嚏、流清水样鼻涕、鼻痒和鼻塞。另外还可同时伴有眼部症状，包括眼痒、流泪、眼红和灼热感等。

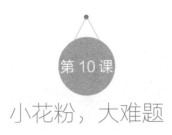

第 10 课

小花粉，大难题

春暖花开，柳絮飘舞，正是大家踏青游玩的好时光。可是偏偏有这样一个群体，每次看到柳条随风摇曳，总是暗暗皱眉，不敢出门。这是为什么呢？

阿林的特殊表现

去年冬季，5 岁的阿林在幼儿园得了流感，症状比其他孩子要严重，还因为咳喘发作险些恶化为肺炎，好在治疗及时，病情才平稳下来。

春天，阿林跟爸爸妈妈到柳絮飘飞的公园里踏青，当天夜里，阿林就咳个不停，小脸儿憋得通红，鼻孔一张一翕，停不下来的咳嗽让阿林无法躺平，还抻着脖子端着小肩膀急促呼吸。爸爸妈妈赶紧带着阿林去看急诊。医生让阿林吸上氧气，同时在 1 个小时内，每隔 20 分钟进行 1 次雾化吸入治疗，阿林终于恢复了平稳的呼吸，在妈妈怀里睡着了。

花粉过敏现端倪

阿林的爸爸妈妈跟医生提到前年和去年的夏天，他们带阿林去了南方。一下飞机，阿林眼睛、鼻子的所有不适便消失殆尽，他们以为只要是躲过了夏天在锡林郭勒盟的日子，孩子长大自然就不会犯病了。直到医生对阿林的父母进行了详细的问诊，并给阿林做了进一步检查和化验之后，阿林的父母才了解，在过去两年多的日子里，阿林实际上是被"花粉过敏症"这个疾病折磨着。

过敏性鼻炎和花粉过敏症有着什么样的关系？其实，花粉过敏症是过敏性鼻炎的一种类型，过敏原为花粉，具有季节性，因此又称季节性过敏性鼻炎。

很多 1 ~ 5 岁的孩子在七八月份会不断地打喷嚏、流清水样鼻涕、揉眼睛、揉鼻子，轻的用点药能抵挡过去，严重的则连咳带喘，夜鼾如雷，这样的情况甚至可以持续一整夜。到了秋末却又不治自愈。次年此时，症状会变得更加严重。导致孩子呼吸敏感的主要诱因便是七八月份飘浮在空气中的花粉。阿林的病是因为在内蒙古地区尤其是沙漠地带或牧区，有许多大籽蒿、豚草、藜、葎草等杂草，阿林显然就是花粉过敏的受害者。

由于遗传及环境因素的作用，阿林的身体已经对花粉过敏，因为免疫系统的记忆功能，阿林一旦接触到空气中的花粉，便会产生种种强烈不适，敌我不分的免疫系统也会因此对空气中的其他物质更加敏感，一旦接触这些物质，机体便会释放大量的过敏信号，导致孩子呼吸不畅。这种"慢性呼吸道炎症"和"呼吸道高敏感性"让感冒频发、病程变长，稍稍运动便会气喘。所以，若孩子患有过敏性鼻炎应尽快寻找到过敏原，这样能够有效预防过敏性鼻炎进一步发展为支气管哮喘。

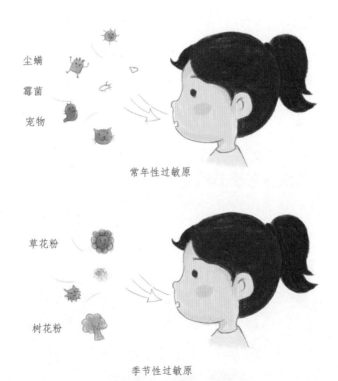

尘螨
霉菌
宠物

常年性过敏原

草花粉

树花粉

季节性过敏原

常年性过敏原和季节性过敏原

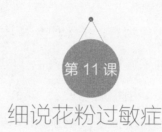

细说花粉过敏症

阿林小朋友的经历可能让不少家长感同身受，也逐渐拨开一直萦绕心头的疑云。但花粉过敏症是否仅仅表现为阿林小朋友的症状？答案在本节课揭晓。我们已为您总结花粉过敏症所有可能表现出来的症状。

花粉过敏症，与季节相关

孩子是不是有花粉过敏症，关键点就是看他发病是否有季节性。随着致敏花粉飘散季节的到来，孩子的鼻、眼症状发作或加重，那么多半是花粉过敏造成的。如果致病因素以室内过敏原（尘螨、蟑螂、动物皮屑等）为主，症状多为常年发作。

40%的过敏性鼻炎患者可合并支气管哮喘，除鼻部症状外，还同时伴有胸闷、憋气、喘鸣和咳嗽等肺部症状。

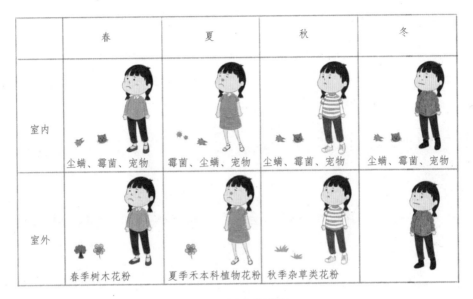

	春	夏	秋	冬
室内	尘螨、霉菌、宠物	霉菌、尘螨、宠物	尘螨、霉菌、宠物	尘螨、霉菌、宠物
室外	春季树木花粉	夏季禾本科植物花粉	秋季杂草类花粉	

室内和室外常见的过敏原

花粉过敏症的主要表现

花粉过敏症的症状除了呼吸系统的表现，也可以表现在其他系统。

1. 过敏性鼻炎、过敏性结膜炎

花粉过敏症在上呼吸道可以表现为发作性喷嚏、流清水样鼻涕、鼻痒、鼻塞，通常同时伴有眼睛痒、上颌痒、嗓子痒、耳朵痒等鼻外过敏症状。在花粉过敏症发作期，患病孩子的喷嚏往往呈连续性，甚至可能在数分钟内连续打数十次。

2. 过敏性咳嗽、过敏性哮喘

部分孩子在花粉过敏症发病第一年即合并下呼吸道过敏症状，

而多数孩子则在起初数年内症状仅限于上呼吸道，以后随着过敏症状逐年加重，逐渐出现咳嗽、喘憋等下呼吸道过敏症状，并在每年花粉播散高峰期均出现咳嗽或哮喘发作。过敏性哮喘发作的症状与支气管哮喘无异，所不同的是其发作具有鲜明的季节性，仅在致敏花粉播散期内发作。

3. 皮炎、荨麻疹

少数孩子在花粉传播季节会出现皮肤过敏症状，多数出现在暴露部位，表现为头面部、颈部及四肢暴露部位的湿疹样皮损或荨麻疹，尤其是在野外活动接触野草后症状会加重，通常在花粉传播季节后可以自行缓解。

4. 食物过敏

由于部分水果、蔬菜和坚果与某些花粉存在相同的抗原组分，即存在交叉过敏，因此花粉过敏症患者在进食相关食物，尤其在花粉播散季节内进食，可以诱发或轻或重的过敏，轻者仅表现为口腔瘙痒、面部荨麻疹，重者可以出现呕吐、腹泻、血压下降等严重过敏反应的表现，甚至引起过敏性休克。比较常见的例子有蒿属花粉过敏患者经常出现桃过敏，桦树花粉过敏患者经常出现苹果过敏。

以上症状可以在孩子身上同时存在一种或多种，家长要引起足够的重视。

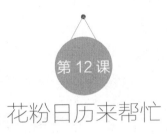

花粉日历来帮忙

大家心里可能还有一个疑问：为什么连续两年来，阿林跟着父母迁徙到南方，症状就能神奇消失呢？

经过前几节课的学习，相信大家都已经明白阿林的症状和花粉有关，我们可以大胆猜想一下：是不是因为南方没有导致阿林过敏的花粉，这样阿林才没有出现症状呢？那果真如此的话，是不是掌握了花粉的播散规律就能避免症状反复发作呢？

花粉日历

一年当中，不同的月份，花粉的播散时间不同，从以下表格可以看出我国主要致敏植物花粉的播散时间。

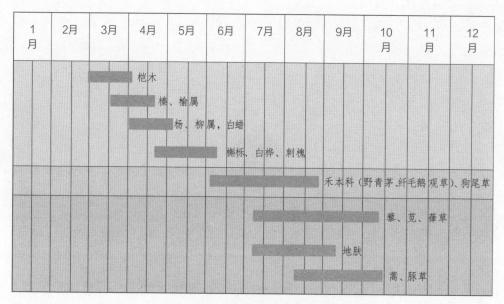

花粉日历（我国主要致敏植物花粉的播散时间）

在不同的地区，花粉的播散规律亦有所差异，以内蒙古为例：

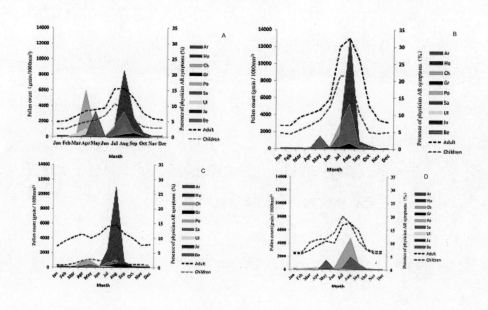

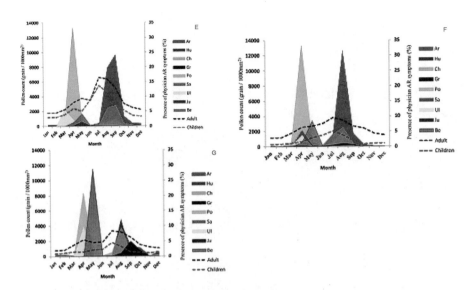

注：此图为 2015 年对内蒙古 6 地进行花粉监测所得出，其中：图 A 为 2015 年全年各月份花粉
　　计数在 6 个监测点的总值，图 B 至图 G 则分别为锡林浩特市、多伦县、二连浩特市、扎鲁
　　特旗、开鲁县、通辽市的具体监测值。
　　该研究监测的 9 种花粉为蒿属、桦木属、藜属、禾本科、葎草、圆柏、杨属、柳属、榆树
　　（在图示中是不同颜色的趋势变化峰）

　　上图显示了整个研究地域（图 A）和该地域 6 个独立区域在 12
个月内 9 种花粉的平均月度花粉计数和医生诊断的过敏性鼻炎患者
（分别为儿童：图中以虚红线表示；成人：图中以虚黑线表示）症
状的关系（图 B 至图 G）。可见在花粉浓度渐渐增高时，过敏性鼻
炎症状同步加重，花粉浓度在短时间急剧上升达到高峰期，患者症
状强度亦陡然增峰，随后花落潮退，病情稳定改观。

　　（Ma, T., et al., Prevalence and risk factors for allergic rhinitis
in adults and children living in different grassland regions of Inner
Mongolia. Allergy, 2019.）

学会认识过敏原规律，科学抗敏

躲避夏、秋季节的当地环境是阿林的父母不得已而采取的方法，短期确实奏效，可是阿林的父母还没有长期移居的计划。在这种情况下，医生就要对阿林进行慢性呼吸道炎症的预防控制治疗了，也就是当阿林在北方花粉高峰期的时日里，需要每天使用相关的药物来改善症状。

阿林父母学会了看花粉日历，还从医生那里学会了如何应用物理防护类的花粉阻隔剂来辅助治疗，让阿林在家乡也能够安稳度过夏、秋季。治疗一个月后，阿林的父母还会根据医嘱复查，重新评估和适时调整阿林的治疗计划。

对于过敏性鼻炎的防治，可以在当地花粉高峰期2周前进行干预，例如，可按照"清洗鼻腔分泌物—鼻喷治疗药物—物理阻隔过敏原"的步骤，鼻炎症状加重时，可增加口服抗过敏药物。

花粉阻隔剂对过敏原具有很高的黏附性和亲和性，且不易被吸收。涂抹后可形成一道物理屏障，减少进入鼻腔的过敏原数量，从而阻止花粉颗粒通过鼻腔黏膜进入体内引发一系列的过敏反应。花粉阻隔剂属于物理制剂，不含任何药物成分，可与其他抗过敏药物配合使用，且使用方便，儿童可以坚持使用。在花粉高暴露区活动的时候，每天早、中、晚使用3次，就能够达到很好的防护效果。

最后要提醒家长的是，和过敏原的"战争"，并不是一定要"硬碰硬"，而是需要适当地"妥协"和"逃避"。同时，如果遇到类似情况，一定要及时寻求医生的指导建议，千万不要自己随意给孩子用药。

第13课

过敏性鼻炎的特异性症状

阿林小朋友因为鼻子不舒服，总是不停地揉啊揉，妈妈说那动作特别像警察叔叔的敬礼。是的，不过除了阿林妈妈提到的"敬礼"，你还知道其他过敏性鼻炎的特异性症状吗？

阿林的"熊猫眼"

很多细心的家长注意到了这样一个细节：自己的孩子经常会出现"熊猫眼"。真的像阿林妈妈说的那样，是因为经常睡不好觉熬出来的吗？

过敏性鼻炎最主要的鼻腔内变化是双侧鼻黏膜苍白、肿胀，下鼻甲水肿，鼻腔有多量水样分泌物。眼部症状主要为结膜充血、水肿，有时可见结膜增生突起。此外，伴有哮喘、湿疹或特应性皮炎的孩子还会有相应的肺部、皮肤症状。除此之外，因为鼻部不适，患过敏性鼻炎的孩子会出现特有的典型性表现，也就是过敏性鼻炎的特异性表现。

过敏性鼻炎的特异性表现

变应性敬礼：指孩子为了缓解鼻痒，使鼻腔通畅，经常用手掌或手指向上揉鼻所致的类似于敬礼的动作。

变应性暗影：指孩子下眼睑肿胀导致静脉回流障碍而出现的下眼睑暗影，就是平常所说的"熊猫眼"。

变应性皱褶：指孩子经常向上揉搓鼻尖而在外鼻皮肤表面出现的横行皱纹。

家长了解以上知识后，可以在早期发现孩子过敏性鼻炎的一些症状，从而能够及时就诊，以免延误孩子的病情。

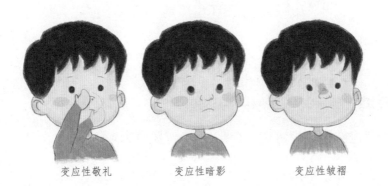

变应性敬礼　　　　变应性暗影　　　　变应性皱褶

过敏性鼻炎的特异性表现

第 14 课

多管齐下治鼻炎

过敏性鼻炎属于气道过敏性疾病范畴，需要遵循的治疗原则包括：环境控制、药物治疗、免疫治疗和健康教育，可概括为"防控结合、四位一体"。本节课主要介绍环境控制、药物治疗。免疫治疗将在后面的单元中详细讲述。

环境控制——避免接触过敏原

治疗过敏性鼻炎讲究 4 个字：避、忌、替、移。

避：避开过敏原。

忌：忌口，以免误食过敏原。

替：替换致敏药物。

移：移走过敏原。

对于家长来说，最重要的是要做到及时规避过敏原和监督孩子坚持进行药物治疗，其中规避过敏原是日常生活中非常重要的一点。

对于常见的过敏原，如尘螨、宠物毛发皮屑、蟑螂、花粉、霉菌等，均应考虑采取相应措施避免接触：

- 及时清扫家里的边边角角，做到卫生无死角。

- 经常用热水清洗、晾晒床上用品。

- 禁止宠物进入卧室。

- 保持室内温、湿度适宜。

- 不在家里养过多的盆栽。

- 空调滤网经常清洗、更换等。

在"过敏原和触发过敏症发作相关问题"部分，我们还会为家长具体提供最实用的防治技能。

药物治疗

常用的治疗类药物包括糖皮质激素（各种类型的鼻喷剂）、抗组胺药（滴剂、糖浆）、抗白三烯药物、色酮类药物、鼻用减充血剂、鼻用抗胆碱能药、中药等。

另外，对于症状反复并且伴有其他合并疾病的，需要适时考虑进行手术治疗。

最后需要强调：过敏性鼻炎目前仍然无法根治，但是经过规律的治疗，大部分孩子都可以和普通孩子一样正常生活。总之，家长应该牢记过敏性鼻炎的治疗目标是达到并维持临床控制；减少并发症。

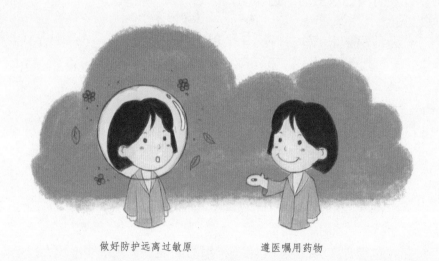

做好防护远离过敏原　　　　遵医嘱用药物

避免接触过敏原及药物治疗

第 15 课

从鼻炎到支气管哮喘

相信很多爸爸妈妈对我们今天的话题——支气管哮喘有着或多或少的了解。有人说它会反反复复发作，甚至凶险到危及生命。有人说哮喘要用激素治疗。今天，我们就通过龙龙小朋友的真实经历来深入了解哮喘到底是怎样发病和如何防治的。

不是感冒，是过敏性鼻炎

刚从被窝爬起来的龙龙吸着鼻涕走去卫生间，镜子里的他眼睛和鼻子都是红红的。妈妈一边准备着早餐，一边跟爸爸唠叨："这孩子怎么搞的，每天早上定时、定点打喷嚏、流鼻涕，感冒都快持续两周了，怎么就这么难好？"

看到这里，爸爸妈妈有没有发现龙龙的表现和前面提到的过敏性鼻炎的症状有些相似呢？龙龙现在的鼻部症状——持续两周地打喷嚏、流鼻涕又和我们马上就要讲到的支气管哮喘有什么关系呢？

儿童普通感冒与过敏性鼻炎的症状鉴别要点

疾病	普通感冒	过敏性鼻炎
发作季节	高发季：冬、春	每年固定时期或常年
症状持续时间	7 ~ 10 天	一般 > 2 周
发热及全身不适	多数有	无
咽痛	多数有	无
眼痒	无	多数有
鼻涕颜色	初为白色，后可变为黄色	清水样
鼻痒 / 喷嚏	轻或中度	较明显
白细胞	正常或略低	正常
嗜酸细胞	正常	多数升高
过敏原检测	必要时才检测	阳性
个人史及家族史	无特殊	可有湿疹、反复咳喘及食物过敏史，可有家族过敏史

（谷庆隆，洪建国，许政敏 . 儿童普通感冒与变应性鼻炎早期识别和诊治专家共识 [J]. 临床儿科杂志 ,2017,35 (2):143-147.）

过敏性鼻炎和支气管哮喘的关系

过敏性鼻炎是支气管哮喘发病的独立危险因素，这一结论已经得到证实。过敏性鼻炎与支气管哮喘虽分属于上、下呼吸道，但二者在病因学、发病机制及治疗方法等各方面均有密切关联。也就是说，上、下呼吸道在生理上密切相关，病理上相互联系。伴有气道反应性增高的过敏性鼻炎患者，如果不进行正确的治疗，大多数可发展成哮喘。近年来两种病的发病率逐年上升，已成为全球性健康问题。

鼻炎可发展为哮喘，很多家长认为支气管哮喘是感冒诱发的，事实上，这像极了"感冒样的症状"往往是"过敏性鼻炎"。

第 16 课

慢性疾病的急性发作

支气管哮喘是一种慢性呼吸道炎症。但在某些触发因素的作用下，它会来势汹汹，甚至危及生命。下面故事中的龙龙就经历了这个过程……

突然出现的哮喘急性发作

龙龙今天参加学校运动会的长跑比赛，很顺利地跑完第一圈后，突然连续打了好几个喷嚏，鼻涕也跟着流出来，痒痒的喉咙刺激着他连续咳嗽了好几声。在赛程的最后 200 米，龙龙开始加速冲刺，可突然间感觉有些胸闷，喉咙里就像有什么东西堵住了似的，喘气也变得费劲儿了许多。在距离终点不到 100 米的时候，胸闷越来越强烈，龙龙开始眼冒金星，双腿软软的，一个趔趄摔倒了。老师冲上去将龙龙扶到跑道外坐下，只见龙龙快速地喘着粗气，胸脯很深地一起一伏，一吸气脖根就会陷下去个深坑，肩膀也随着喘气不住地耸动。大汗淋漓的龙龙断断续续地说着："我……我……喘……喘不上气……"

校医急匆匆地拿着药箱赶过来，看到这时龙龙喘气越来越费劲儿，嘴唇的颜色也变得有些发青，鼻孔一扇一扇的："不好，龙龙可能是犯哮喘病了，马上送医院！"

哮喘急性发作时的症状

龙龙在哮喘发作时有哪些表现：

前胸发闷——胸闷。

喉咙里就像有什么东西堵住了似的，喘气也变得费劲儿了许多——呼吸困难。

胸脯很深地一起一伏，一吸气脖根就会陷下去个深坑——辅助呼吸肌参与呼吸及三凹征（因呼吸极度困难，导致胸骨上窝、两侧锁骨上窝及肋间隙出现凹陷）出现。

嘴唇的颜色也变得有些发青，鼻孔一扇一扇的——嘴唇发绀，提示缺氧状态。

"我……我……喘……喘不上气……"——讲话不连贯。

以上这些都是哮喘急性发作时的典型表现，记录、描述清晰表现可以帮助医生评估哮喘急性发作的程度。

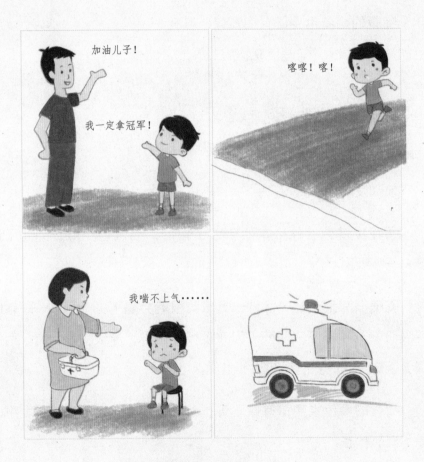

支气管哮喘急性发作时的症状表现

第 17 课

你所不知道的哮鸣音

家长带哮喘的孩子就诊时，经常会听到"哮鸣音"这个概念，这里我们来说说有关哮鸣音的那些事儿。

什么是哮鸣音

哮鸣音属于医学中肺部听诊的干啰音范畴，也就是因为气管、支气管或细支气管狭窄或部分阻塞，空气吸入或呼出时形成湍流所产生的声音，形象地说，就好比一支笛子里堵上了一颗黄豆，笛子便会发出持续性的异常声响。当狭窄发生在较大气道中时，不需要借助听诊器也可以听到，这种特殊的哮鸣音也叫喘鸣。

哮鸣音的产生

对于孩子而言，环境中的烟雾或其他刺激都有可能导致呼吸道肌肉持续收缩（通常称为痉挛），同时气道内分泌的大量黏液和炎

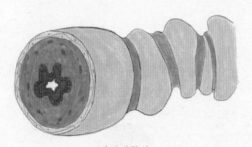

呼吸道收缩

支气管哮喘急性发作时的呼吸道变化

症诱发的黏膜水肿都会引起气道内径的改变，从而产生哮鸣音。

需要注意的是，在哮喘发作时，一旦孩子的哮鸣音突然减弱，那就说明很可能出现了呼吸肌的过度疲劳，这种现象称为"沉默肺"，说明此时孩子的病情复杂而又凶险，是支气管哮喘重症发作的表现，必须马上送医！

值得一提的是，在哮喘发作时，由于向外呼气时肺内的压力很大，进一步压迫了变窄的气管，因此孩子此时呼气会比吸气更加困难。

第 18 课

支气管哮喘的治疗

相信大家都很担心，前面故事中的龙龙怎么样了？送医后得到了什么样的治疗？最后治好了吗？……带着这一连串的疑问，我们继续往下看……

支气管哮喘急性发作时的处理

爸爸妈妈接到学校的电话心急如焚地赶到医院，看到龙龙正坐在椅子上，在一位急诊护士的指导下进行雾化吸入药物治疗。护士将雾化器的吸入面罩紧扣在龙龙嘴巴和鼻子的位置，龙龙很听话地把喷出来的雾吸进肺里。护士告诉龙龙的爸爸妈妈，刚刚急诊医生已经给龙龙做了检查，现在先要通过雾化吸入的方式给龙龙进行平喘治疗，之后医生会再次评估。

从上面的故事中可以看到，支气管哮喘急性发作时，雾化吸入药物是缓解症状的最主要方式（具体使用方法指导见附录）。

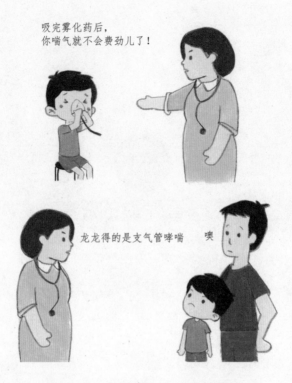

龙龙被诊断为支气管哮喘，接受雾化治疗

寻找支气管哮喘的根源

急诊医生初步考虑龙龙是支气管哮喘急性发作，妈妈听到这个结果立刻紧张起来，并表示自己从来不知道小孩子也会得这个病。

医生请妈妈回顾孩子这次发病的经过。妈妈告诉医生，龙龙的身体素质一直很好，还是学校长跑队的，从来没有气喘的现象。孩子最近两周每天早晨一起床就打喷嚏、流鼻涕。

医生又问妈妈，龙龙小时候有没有湿疹，妈妈说龙龙长过湿疹，但 1 岁以后就再没复发过了。医生又问家里的亲属是否有过敏性鼻炎、支气管哮喘等这些过敏性疾病，妈妈直摇头。

为什么医生一直在问龙龙是否有湿疹，以及家属是否有过敏性鼻炎等过敏性疾病呢？这就涉及过敏进程的概念了。过敏进程是指过敏性疾病的发生过程有一定规律。

出生第一年内出现的过敏问题主要是对牛奶、鸡蛋、豆类、鱼和虾等食物过敏，主要表现为湿疹。随着年龄增长，支气管哮喘、过敏性鼻炎、过敏性结膜炎成为主要问题。即从一种过敏状态进展为另一种的趋势，随着时间的推移，某些症状变得越来越突出，而其他症状逐渐减轻甚至完全消失。因此，有人将这一过程描述为"过敏进程"。

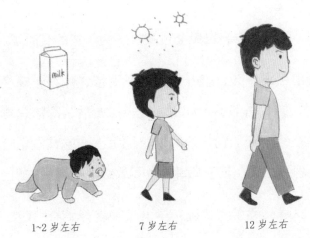

1~2 岁左右　　　　7 岁左右　　　　12 岁左右

过敏进程的典型变化

婴儿期过敏主要表现是湿疹、特应性皮炎、食物过敏；年龄越大，食物越耐受，但是，吸入性过敏原却增加，出现过敏性鼻炎和支气管哮喘

第 19 课

过敏的进程

过敏是有它自己的发展规律的，下面我们就通过小峰的过敏经历来详细了解一下过敏的进程。

小峰的过敏"进行曲"

小峰今年刚刚 3 岁，已经和过敏打了两年多的交道了。

小峰刚出生没多久，就开始反复长湿疹，痒得小峰又哭又抓，外用的药膏、护肤霜都不太管用。大一点儿后，湿疹总算是有所消退了，可是在给小峰加辅食的时候，他每次一吃桂圆、哈密瓜，嘴唇周围就长满了红疹，爸爸妈妈再也不敢给他吃这些东西了。

小峰 2 岁时又添了新状况：早上起来就开始打喷嚏，一连串打好几个，还拖着又长又清的鼻涕，有的时候还会流鼻血，鼻子堵得晚上睡觉也不踏实。

最近这一年更是奇怪,每个月都闹感冒,之前吃点儿感冒药,一周左右就好了。可是最近两个月,小峰不仅咳嗽,偶尔还会喘,输液、雾化治疗后,又出现了两次咳喘,爸爸妈妈又担心又着急。

小峰在不同年龄出现的不同症状,其实都是过敏进程的典型表现。从最先出现的湿疹,到现在的过敏性鼻炎,过敏症状表现出来的是从皮肤到消化道再到呼吸道的敏感。

过敏进程的典型表现

很多患有过敏性疾病的孩子都有类似的疾病发展过程,但是并不是所有患湿疹的孩子长大以后一定会出现过敏性鼻炎或支气管哮喘,所以这个进程并非过敏性疾病的必然进程。

近年来,有多个对人群出生队列进行的前瞻性研究长达10~20年的经历,每个独立的队列人群数量均为数千例,属于自然人群,从出生后就被纳入研究项目中,进行持续跟踪随访,观察从出生开始到生长发育的不同年龄段出现过敏症状的时间、症状类型和演变经历,以期探究过敏的遗传因素、环境因素及复杂的免疫机制。将其中一些不同队列人群的过敏症状发生和变化所记录的数据进行采集归纳,先约定从出生至11岁阶段以发生湿疹、支气管哮喘、过敏性鼻炎这3种症状(以医生诊断的为准)中任何之一作为过敏症的开始,并将每一个个体的过敏症状演变进行整合聚类分析建模,发现了儿童时代过敏演变的模式。

约一半儿童经历过过敏症，虽然进展为多系统性过敏症并持续迁延的儿童占少数，约 3%，但非多系统性过敏症儿童占比高达 38%，所以众多过敏儿童的成长经历是免疫系统在发展中与变化着的众多环境因素不断对话的漫长经历。

过敏进展的儿童虽然是少数，但他们是治疗最为困难和复杂的一小群，具有相似的特征被称为"特应性"，这些孩童往往在幼年出现对多种过敏原（包括食物过敏原和吸入性过敏原）过敏，且持续时间长或从一种过敏原致敏发展为多种致敏，因此需要针对性检查化验和必要的监测，对"过敏进展"患儿进行早发现、早治疗、早管理。

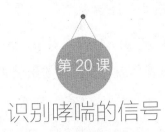

识别哮喘的信号

经过前面课程的学习，很多家长存在疑虑：我们家孩子现在是不是支气管哮喘？我们家孩子会不会得这个病？

哮喘的含义

"我们家孩子经常闹感冒，是不是也得了哮喘？"

"哮喘这种病要紧吗，要怎么治疗？"

"我们家孩子得哮喘好几年了，总是断断续续地咳嗽，吸入药物也经常断断续续的，听说孩子长大后，抵抗力增强自己就会好了，这是真的吗？"

……

关于哮喘，家长有各种各样的疑问，从今天开始，我们将从各个维度来深度剖析哮喘。

哮喘又叫支气管哮喘，是儿童期常见的一种呼吸道慢性炎症性疾病，以反复发作的喘息、咳嗽、气促、胸闷为主要表现，但不同的人可能表现为不同的症状。有些患者以反复发作的咳嗽为主要表现，有些则因喘息反复发作就诊，还有的患者则单纯出现胸闷症状。引起支气管哮喘急性发作的诱因不同，比如上呼吸道感染、过敏原暴露、运动、哭闹或大笑、刺激性气味、空气污染、气候变化、香烟暴露等均有可能诱发症状。每个人对药物治疗的反应性同样存在差异。症状的多样性、诱因的多样性、治疗反应的多样性，医学上称之为"异质性"。

儿童处于生长发育过程，因此儿童哮喘和成人哮喘有所不同。儿童哮喘是有自愈倾向的，但是这并不意味着每个孩子都能自愈，例如曾出现严重过敏反应、存在多种过敏原致敏、伴发过敏性鼻炎、具有过敏家族史、治疗不规范等均可影响疾病的结果，家长还是需要尽早干预，尽早规范治疗，以免儿童哮喘最终发展为成人哮喘。另外，部分儿童支气管哮喘随着病程的延长，可导致一系列气道结构的改变，引起不可逆的肺功能损伤。

哮喘的先兆症状

很多哮喘孩子并不是从一开始就出现典型的哮喘症状的，而是通常会在一段时期内出现一些先兆症状：

- 婴儿期对鸡蛋、牛奶过敏，出现哭闹、拒食、呕吐、腹泻、严重反复的湿疹、体重不增、夜间睡眠不稳等症状。

- 频繁发生打喷嚏、流鼻涕、鼻塞、鼻痒、眼睛痒等症状，常表现为耸鼻、揉鼻、挖鼻、揉眼睛等。

- 反复呼吸道感染、咳嗽，有时还伴有喘息，甚至可以直接听到喉部发出的"吼吼"声，入幼儿园后隔三岔五生病。

- 夜间或凌晨突然出现咳嗽、喘息、呼吸困难或胸闷等表现。

- 运动、哭闹、大笑后，接触冷空气、污染空气后会不停地咳嗽。

- 反复连续地咳嗽，病程持续超过 1 个月，抗生素和止咳药治疗效果不显著或无效。

- 有家族过敏性疾病史，如过敏性鼻炎、支气管哮喘、荨麻疹等。

哮喘的高危信号

既然哮喘是一种慢性的炎症性疾病，怎么还会急性发作呢？要想回答这个问题，就要了解哮喘的 3 个分期：急性发作期、慢性持续期、临床缓解期。

急性发作期，突然发生咳嗽、喘息、气促、胸闷等症状，或原有症状急剧加重。龙龙当时所处的就是这种状态，这是哮喘的高危信号，需要紧急就医治疗。

在急性发作期，孩子会出现支气管痉挛、分泌物增多、气道缩窄、气流受阻、缺氧等改变，反映到症状上就是以下常见表现：

- 喘息，严重时在胸部可以听到哮鸣音（"咝咝"声——类似拉风箱的声音，或"吱吱"声）。

- 胸闷，胸部有压迫感。

- 呼吸困难，嗓子眼儿发紧、发憋。

- 咳嗽，频繁干咳或伴有黏痰。

已有哮喘症状的孩子未及时治疗或治疗不充分，可能会进入慢性持续期。因为此时支气管黏膜炎症活跃，孩子仍会有间断咳嗽、喘息的表现，如果此时不及时进行有效的治疗，炎症反应将不断攻击、破坏气道黏膜，造成不可逆的气道损伤甚至严重的哮喘发作。

临床缓解期是指发作症状缓解并稳定至少 3 个月。

是什么诱发了哮喘的发作?

当时龙龙在加速冲刺时出现了哮喘的急性发作,这个表现是不是和运动有一定关系? 除了运动,哮喘急性发作还有什么其他的影响因素?

哮喘的急性发作是和运动有关联的,除此之外,其他常见的诱发因素还有夜间睡眠、大笑、哭闹或某些刺激物,例如花粉、宠物、特殊环境、异味、特殊食物。

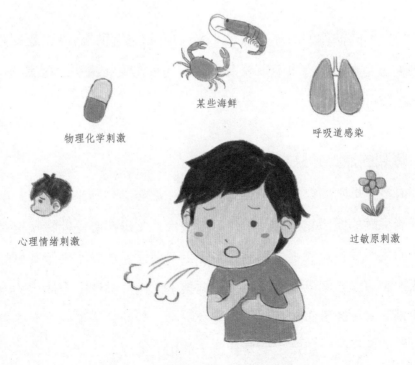

物理化学刺激

某些海鲜

呼吸道感染

心理情绪刺激

过敏原刺激

支气管哮喘急性发作的常见诱因

第 21 课

哮喘治疗第一步——避免接触过敏原

支气管哮喘如何治疗，是患儿家长最关心的问题。首先我们要明确的是，大部分为过敏性哮喘，而治疗首先要从源头上落实——避免接触过敏原。

哮喘的治疗方法

很多父母刚刚得知孩子患有哮喘时，都会感到紧张和焦虑。由于哮喘患病的原因复杂并且治疗难度较大，父母担心慢性哮喘会对孩子的生长发育造成不良影响。实际上目前已经形成了规范有效的哮喘控制治疗方案，专业医生会根据孩子的病情制订出个体化的治疗计划。家长的工作就是要积极配合医生，帮助孩子正确、严格遵循治疗方案，同时还要定期复查孩子的相关情况，只有这样，整个的治疗方案才会行之有效。

支气管哮喘和过敏性鼻炎同属气道过敏性疾病，同样采取"四位一体"的联合治疗方法：

避免接触过敏原、药物治疗、过敏原免疫治疗和患者教育。

我们首先来学歌谣，防过敏。

过敏防治歌

别看尘螨看不见，温暖潮湿最喜欢，地毯窗帘来栖身，床单毛毯里面藏，枕巾枕套也不少。

宝爸宝妈您别急，对付尘螨听我说，地毯窗帘全换掉，周洗床单和被罩，每天家里除除尘，宝宝天天乐开怀。

各种霉菌真讨厌，爬满壁纸和墙角，宝宝每天打喷嚏，全都是它们在闯祸。

宝爸宝妈您别急，对付霉菌听我说，降湿度，除壁纸，还要常常来打扫。

蟑螂蟑螂太顽强，喜温暖也喜潮湿，蔬菜水果它喜欢，还有破旧的纸箱，搅得宝宝夜夜咳，宝爸宝妈心慌慌。

宝爸宝妈您别急，对付蟑螂听我说，灭蟑螂，清干净，扔掉纸箱和空瓶，剩余食物放进瓶。

小猫小狗惹人爱，宝宝看见就咳嗽，宝爸宝妈听我说，为了宝宝的健康，猫猫狗狗不要养，还有见到要远离。

爷爷爱抽烟，厨房油烟大，汽车尾气多，宝宝闻到就要闹。

宝爸宝妈您别急，对付烟雾听我说，爷爷戒戒烟，健康又环保，抽油烟机来助力，空气不好关窗户。

春天来花草香，宝宝眼痒鼻又痒。宝爸宝妈您别急，对付花粉听我说，逃离花粉重灾区，鼻子用上阻隔剂。

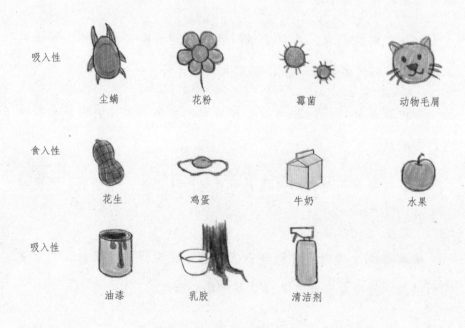

吸入性　尘螨　花粉　霉菌　动物毛屑

食入性　花生　鸡蛋　牛奶　水果

吸入性　油漆　乳胶　清洁剂

生活中常见的过敏原

第22课

哮喘治疗的重头戏——药物治疗

我们已经了解了第一步治疗——避免接触过敏原，现在我们继续学习第二步——药物治疗。

坚持用药是关键

大部分病人需要用两类哮喘药物（使用方法详见附录）

药物类型	作用	注意事项
控制类药物	有慢性持续症状的孩子需要每天使用此类药物来控制气道的慢性炎症，减少和预防哮喘的发作。医生会根据孩子的病情评估决定是否需要用这类药物，用多大剂量及多长的疗程	家长自行给孩子改变用药的剂量和疗程往往是很危险的，所以应该定期到医生那里复查，让医生了解孩子在治疗期间的病情变化，以便合理调整用药计划

药物类型	作用	注意事项
快速缓解类药物	这是一类在哮喘急性发作时必须应用的药物，它可以迅速缓解哮喘的急性症状，有时甚至能终止哮喘发作，因此，家有哮喘儿童，必须掌握这类药物的使用方法。有时需要在剧烈运动前30分钟应用，来预防运动诱发的哮喘	过多使用快速缓解类药物是有害的，一定要在医生的指导下适时适量应用

治疗途径讲究多

哮喘儿童的用药方法主要包括吸入用药、雾化用药、口服用药及静脉输液等。

吸入用药：不管是控制类药物还是快速缓解类药物，最常用和最有效的用药途径都是吸入用药。药物通过吸入型装置直接到达哮喘的病变部位——气道中，分别起到控制炎症和缓解气道痉挛的作用。

吸入型药物的吸入器装置有很多形状，不外乎两种剂型：气雾剂和干粉剂（各种装置的使用方法详见附录）。

医生会根据孩子的年龄和掌握吸入技术的程度来选择合适的剂型。但是吸入型药物是否能起到应有的疗效，还取决于能否正确掌握药物吸入方法，如果吸入方法不得当，治疗的效果也会随之下降。

雾化用药：在较重的哮喘急性发作时，由于气道缩窄的情况较

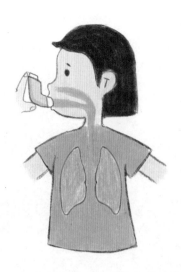

用气雾剂吸入用药治疗支气管哮喘

为严重，并且孩子常常难以用力吸入，这时候单纯依靠手动和主动吸入配合的吸入装置难以迅速起效，因此在急诊室常常会应用雾化泵进行雾化吸入治疗来快速缓解急性发作，以确保孩子在呼吸困难时仍能较充分吸入药物，并快速起效。

口服用药：相对较容易掌握，您只需要按医师的要求，坚持合适剂量的用药方案即可。

静脉输液：用于严重哮喘发作时或者合并了肺炎时候，医生根据病情情况予以治疗用药。

第 23 课

随意停药，后果很严重

对于慢性疾病来说，使患者及家属做到"知、信、行"真的不是一件易事。患者及家属是否执行医嘱从来都是治疗效果好坏的关键。

随意停药会使气道出现难以逆转的损伤

3 个月前，萌萌因为喘息来就医，医生告诉家长，孩子的情况需要吸入药物治疗来控制气道的慢性炎症，叮嘱家长要给孩子坚持用药。现在萌萌爸爸带着萌萌来复诊。医生询问爸爸孩子最近 3 个月的用药情况。爸爸说，前两个月按时用药，后来看孩子没咳也没喘，又想着吸入的药是激素，对身体不好，第三个月就把药停了。

医生给萌萌做了肺功能检查，检查结果显示，中心气道阻力升高很明显。医生告诉家长，没有症状并不代表以后不会再出现哮喘，只有长期坚持用药，才能够减轻隐藏着的小气道炎症，预防哮喘的再发。如果没有按时按量地用药，持续的小气道炎症很可能会导致气道出现难以逆转的损伤。这时萌萌爸爸才意识到了自己的错误。

规范用药，控制哮喘发作

哮喘目前还不能完全治愈，但是是可以控制的。正确的居家护理、规范用药和长期随访，能够减少哮喘的急性发作，达到预防、控制哮喘的目标，大大改善哮喘儿童的生活质量。

我国哮喘儿童疾病控制率低。有证据显示，气道重塑的病理学改变，早在 4 岁的哮喘儿童当中就已存在。值得注意的是，每一次急性发作都是对气道的一次损伤，即使在轻度哮喘发作时也存在气道修复和重塑的过程。重塑的最终结果是导致气道不可复原，肺功能持久低下，此时药物治疗也无法起效了。

儿童哮喘的治疗目标包括：

- 达到并维持症状的控制。

- 维持正常活动水平，包括运动能力。

- 维持肺功能尽量接近正常。

- 预防哮喘急性发作。

- 避免因哮喘药物治疗导致的不良反应。

● 避免哮喘导致的死亡。

哮喘控制治疗应尽早开始，并且坚持长期、规范的治疗原则。在急性发作期应寻求快速缓解症状，如平喘、抗感染治疗；在慢性持续期和临床缓解期应防止症状加重和预防复发，如避免触发因素、抗炎、防止气道重塑，并做好自我管理，等等。只有经过长期、规范的治疗后，哮喘儿童的喘息、咳嗽等症状及肺功能才能明显改善，每年发作次数、发作持续时间显著减少。

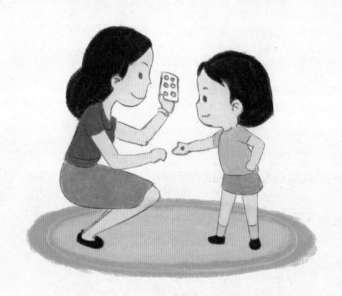

坚持规范用药

长期、规范的治疗是控制哮喘的重要保证，因此患者应遵医嘱，规范服药

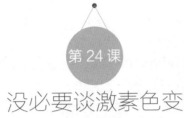

没必要谈激素色变

激素是治疗过敏性疾病的重要药物，但是很多患儿家长对激素治疗的认识存在诸多误区。

对激素的顾虑

故事中的萌萌爸爸之所以给女儿停用吸入药物，其中一个重要的原因就是认为激素可能会影响孩子的生长发育。

有这样顾虑的家长还真不少，经常有家长这样说："这药里面是不是有激素？我们不用激素！"说明很多家长对激素的认识还存在很大误区，单纯地认为只要是激素就会给孩子的生长发育造成各种不良影响。正是因为这种顾虑，有些家长在看到孩子症状好转时便立即停药，导致孩子再次出现疾病恶化。

治疗过敏，激素作用很重要

用于过敏性疾病治疗的激素全名是糖皮质激素。生理剂量的糖皮质激素在体内作用广泛，对维持机体健康起着重要作用。药理剂量的糖皮质激素则主要有抗炎作用。

治疗过敏性疾病的激素作用及注意事项

疾病	激素的作用	注意事项
湿疹和特应性皮炎	控制炎症，缓解皮疹和瘙痒症状，恢复皮肤的屏障功能并预防复发	足量、足疗程，皮肤外用，根据医嘱逐渐减量
支气管哮喘	控制气道炎症，改善肺功能，减少和预防急性发作	主要不良反应是口咽部不适感、声音嘶哑、口腔念珠菌感染，必须要在每次吸入药物后及时用清水漱口（勿咽下）；雾化吸入，治疗后还应注意清洗面部和眼部。必要时按医嘱治疗念珠菌感染
过敏性鼻炎	抗炎、抗过敏、抗水肿	鼻喷剂应避免朝向鼻中隔（鼻腔中部）使用

规范使用，激素并不可怕

目前主要的抗哮喘药物是吸入激素。自从 20 世纪 50 年代以后，吸入激素就被用于治疗支气管哮喘，经过医学科学家不断的研发和规范应用，对众多的哮喘患者起到了非常有效的临床控制，并且规范治疗的安全性良好。

20 世纪 90 年代，由世界卫生组织发布的《全球哮喘防治创议》就已经将吸入激素作为控制哮喘的首选药物。在我国《儿童支气管哮喘诊断与防治指南》中吸入激素也是哮喘治疗的重要药物。

可见，激素并没有家长想象的那样可怕，当然，前提是要规范使用。比如，遵从医嘱，逐渐减量，切不可骤然停药。擅自减量过快或突然停用激素，可出现肾上腺皮质功能减退样症状或使原发病复发、加重。因此，一定要根据医生的治疗方案合理使用。

吸入类激素进入系统循环的途径主要有两条：

一条途径是在吸入时沉积在口咽部的药物 80% ~ 90% 经吞咽进入胃肠道，从而被吸收进入血循环，部分可通过肝脏首过代谢迅速灭活，不产生全身作用。

另一条途径是吸入药物中粒径小于 2 微米的药物颗粒有 10% ~ 20% 在终末肺组织，直接吸收进入血循环。

一般而言，儿童喉部较狭小，药物更容易在咽喉部滞留，因此吸入药物后一定注意漱口。另外，儿童对吸入激素的清除率也高于成人，因此，最终进入血循环的药物量较少。详见下图：

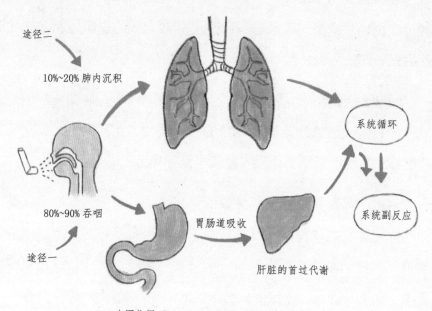

本图依据（PJ Barnes, N. Eng. J. Med. 1995）

吸入激素代谢图

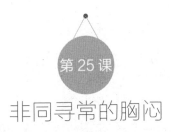

非同寻常的胸闷

前面提到的龙龙属典型支气管哮喘,从本节课开始,我们会介绍其他几种非典型哮喘。

胸闷,和哮喘有关?

天天近两个月经常憋气、胸闷,爸爸妈妈以为宝宝的心脏出问题了,可做了好些检查,结果都显示心脏没有问题,医生建议他们去过敏反应科检查,看看是不是哮喘的问题。虽然爸爸妈妈不理解为什么胸闷是哮喘引起的,但还是挂了过敏反应科的号。

医生通过询问得知,天天是两个月前早上起床时,感觉胸闷、喘不上气,休息了一会儿以后,感觉好了一些。其后又出现过几次,突然觉得胸口就像有一块大石头压着一样,喘不过气来,还出了一身的汗。

天天每次发作时都表现为胸闷，并且没有其他不舒服的症状，心脏功能也正常，医生初步判断天天的胸闷是由哮喘引起的。

胸闷、长叹气是哮喘的主要表现

爸爸妈妈很意外，从来没发现天天有喘的表现啊，怎么就得了哮喘了？

对哮喘而言，胸闷或长叹气可以成为主要甚至是唯一的表现，并且这些症状可以持续或反复出现，夜间及晨起明显，夜间可憋醒，多能够自行缓解。

医生一般会尝试给予支气管扩张剂、吸入性糖皮质激素或白三烯受体拮抗剂来进行试验性治疗。现在给天天的治疗就是口服孟鲁司特，需要1个月后复诊评估。

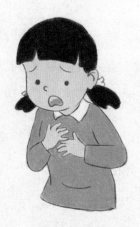

胸闷状况
胸闷或长叹气可以成为哮喘主要甚至是唯一的表现

第26课

只咳不喘也是哮喘？

除了有咳也有喘的表现类型以外，还有可能只咳少喘或不喘，也就是我们今天要讲到的咳嗽变异性哮喘。

长时间咳嗽的背后

小美从去年冬天开始就经常咳嗽，运动完了咳，早上起来咳，有时候大笑之后居然也咳到呕吐，而且是干咳。感冒药、抗生素都吃了，咳嗽还是没见好。到了过敏门诊检查后，医生开了水果味的孟鲁司特，每天晚上小美都乖乖吃药，最近咳嗽明显好多了。

从3年前开始，灿灿就经常有这样的表现：不发烧，不头疼，就是一直流鼻涕、打喷嚏，晚上一直咳嗽。咳得厉害就去诊所输液，可坚持不了几天，又会这样"感冒"一次。直到有一次灿灿憋气严重，妈妈带她到儿童医院检查，才被确诊为咳嗽变异性哮喘。现在灿灿在门诊治疗了一年多时间，身体已经明显好转。

咳嗽变异性哮喘

咳嗽变异性哮喘是以咳嗽为唯一症状或主要表现的一种哮喘类型，它不伴有明显的喘息。通常咳嗽持续超过 4 周，常在夜间、清晨发作或加重，以干咳为主，没有感染征象，抗生素治疗无效。

如果孩子有以下表现，说明孩子有可能患上了咳嗽变异性哮喘，而不是感冒，应该及时到过敏反应科检查治疗：

- 出现长时间（超过 1 个月）的咳嗽，但不咳痰、不发烧。

- 应用抗生素或镇咳药效果不理想。

- 咳嗽常常发生在清晨或夜间。

- 吃了冷饮、刺激性的食物或运动后咳嗽加重。

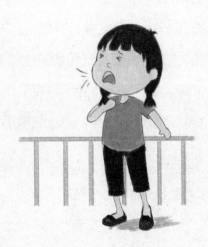

咳嗽变异性哮喘的特点
咳嗽变异性哮喘是以咳嗽为唯一症状或主要表现的一种哮喘类型

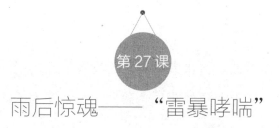

第 27 课

雨后惊魂——"雷暴哮喘"

夏天到，雷雨天气也渐渐多了起来。一场雷雨过后，咳嗽的患者也变多了起来，难道雷雨天和咳嗽之间有什么关系吗？

"雷暴哮喘"知多少

雷暴相关性哮喘简称"雷暴哮喘"，典型案例是 2016 年 11 月 21 日，澳大利亚墨尔本市整个市区和郊区北部均出现大规模的雷暴天气。当天 18:00—23:00，当地急救热线短时间内接到约 1870 个求救电话，其中有 200 名求救者自报告哮喘发作，有超过 600 人诉呼吸困难，大量的求助瞬间使整个医疗系统陷入紧急状态，只能同时出动警察和消防人员共同参与到救援任务中去，即便如此，最终仍有 2 名求救者死亡，在接下来的 7 天内死亡人数上升至 8 人，约8500 人要住院治疗。此次引起如此大规模哮喘发作的"元凶"正是雷暴天气，因此人们称之为"雷暴哮喘"。

据已有文献资料的记载，最早关于"雷暴哮喘"的报道是在1983年英国伯明翰地区，26名哮喘患者急性发作，被认为与当时的雷暴天气有关。除此之外，加拿大、美国等国家也有过"雷暴哮喘"现象的相关报道。

虽然到目前为止，"雷暴哮喘"还没有统一的定义和概念，但一般被描述为：雷暴天气发生后，急性支气管痉挛的病例数突然增加的一种如流行病暴发的现象。

如何避免"雷暴哮喘"的发生

事实上，正是因为雷暴天气下空气中产生大量过敏原（主要是各类花粉、霉菌孢子）并易于播散，才导致许多患者出现了哮喘的急性发作。

那么，如何避免"雷暴哮喘"的发生呢？

- 雷暴天气时，患者应避免长时间停留在室外。

- 从室外回家后，及时除掉身上的花粉。

- 在家中注意紧闭门窗，以减少致敏颗粒进入室内。

- 随身携带速效支气管舒张药，以备不时之需。

- 如果出现支气管痉挛表现，如气促、胸闷、喘息等症状时，经休息、服药后不能缓解，应及时寻求医疗帮助。

- 外出前，有花粉、霉菌等过敏史的哮喘患者应格外注意目的地近期的环境和天气情况，随身携带速效支气管舒张药，并记下当地急救电话，做到有紧急情况及时求助。

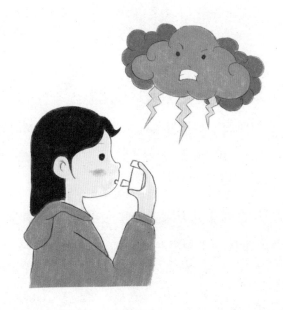

雷暴哮喘

在雷暴极端气候条件下所发生的哮喘急性发作

第28课

咳嗽老不好，可能是过敏

咳嗽是儿童呼吸系统疾病最常见的症状之一。我们把超过1个月的反复咳嗽，称为"慢性咳嗽"。儿童慢性咳嗽的专业定义是：咳嗽为主要或唯一的临床表现，病程超过4周，胸部X线片未见明显异常。其中咳嗽变异性哮喘是引起我国儿童尤其是学龄前和学龄期儿童慢性咳嗽的最常见原因。除了咳嗽变异性哮喘外，如果孩子和下面例子中的乐乐一样总是咳嗽，那您就要注意了。

莫名出现的咳嗽

妈妈在厨房做饭，不巧的是，抽油烟机坏了。油烟的味道布满了整个屋子。乐乐放学回来，刚进门就不停地咳嗽，走到厨房门口，更是咳得厉害。妈妈心里嘀咕："这孩子怎么了？早上出门咳，跑完步咳，现在闻到油烟味也咳……都不知道他怎么就咳上了。"

看乐乐咳得厉害，吃完饭妈妈就把乐乐带到了医院。医生听完了妈妈的描述后，给乐乐开了过敏原和肺功能的检查。检查结果显示，乐乐血液里发现对尘螨过敏原针对性的抗体（即螨特异性 IgE 抗体）浓度显著增高，强度是 4 级（即重度致敏），庆幸的是肺功能暂时还没看到损伤。根据乐乐的症状和辅助检查的结果，医生考虑是过敏性咳嗽。因为孩子对外界环境中的物质敏感性比较高，容易在接触油烟、烟雾、冷空气以后出现咳嗽，所以在用药的同时，还要注意尽量避免接触这些触发因素。

不可忽视的过敏性咳嗽

医生所提到的过敏性咳嗽是怎么回事呢？

过敏性咳嗽也叫变应性咳嗽，是指临床上某些慢性咳嗽患儿具有特应性体质，用抗组胺药物、糖皮质激素治疗有效，但是它又不属于支气管哮喘、咳嗽变异性哮喘或非哮喘性嗜酸粒细胞性支气管炎等。

过敏性咳嗽临床特征与诊断线索：

- 咳嗽持续 >4 周，呈刺激性干咳。

- 肺通气功能正常，支气管激发试验阴性。

- 咳嗽感受器敏感性增高。

- 有其他过敏性疾病病史，过敏原皮试阳性，血清总 IgE、特异性 IgE 升高。

- 除其他原因引起的慢性咳嗽，主张使用抗组胺药物、糖皮质激素治疗。

需要特别强调的一点是，反反复复的慢性咳嗽最直接的危害就是肺功能损伤，并且大量研究显示，儿童期如果出现明显的肺功能损伤，到了成人期，慢性阻塞性肺疾病的发病年龄会明显提前，程度也会明显加重。因此，对慢性咳嗽原发病的规范治疗就显得尤为重要，应尽早及时干预。

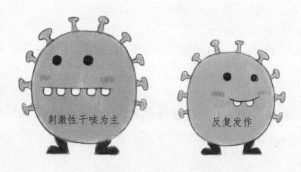

刺激性干咳为主　　　反复发作

过敏性咳嗽的特点
刺激性干咳、反复发作，常可找出诱发原因

第 29 课

容易感染的呼吸道

呼吸道感染是诱发支气管哮喘的一个很重要的因素，有的孩子会在呼吸道感染以后出现喘息，需要临时应用快速缓解类药物。很多家长也经常跟医生这样说："我家孩子反反复复出现呼吸道感染，太容易生病了。"每个人对"反复"一词的认知不同，到底怎样的感染频率才叫"反复"呢？我们现在就来了解一下医学上对反复呼吸道感染是怎么定义的。

什么是"反复呼吸道感染"？

反复呼吸道感染是指1年以内发生上、下呼吸道感染的次数频繁，超出正常范围，不同的年龄诊断标准不同。

反复呼吸道感染诊断标准

年龄（岁）	上呼吸道感染（次 / 年）	下呼吸道感染（次 / 年）	
		反复气管炎、支气管炎	反复肺炎
0 ~ 2	7	3	2
~ 5	6	2	2
~ 14	5	2	2

需要注意的是：

• 两次感染间隔至少 7 天以上。

• 若上呼吸道感染次数不够，可以将上、下呼吸道感染次数相加，反之则不能。

• 确定次数需连续观察 1 年。

• 反复肺炎指 1 年内反复肺炎 ≥ 2 次，需由体征和影像学证实，两次肺炎诊断期间肺炎体征和影像学改变应完全消失。以上需由医生明确诊断。

（参考中华医学会儿科学分会呼吸学组，《中华儿科杂志》编辑委员会 . 反复呼吸道感染的临床概念和处理原则 [J]. 中华儿科杂志 ,2008,46(2):108-110. ）

为什么孩子容易呼吸道感染？

孩子之所以容易出现呼吸道感染，与其特殊的生理结构有关：

- 鼻腔短小，没有鼻毛，对空气的滤过功能差。

- 气道管腔狭窄，软骨柔软，呼吸肌发育差，缺乏弹力组织，气道内血管丰富，黏膜柔嫩，纤毛运动差，黏液腺分泌不足。

- 肺的含气量少，含血量多。

- 免疫系统尚未发育成熟。

保持良好的卫生习惯是防止呼吸道感染最好的方法，健康均衡的饮食、按时接种疫苗等都是有效的预防措施。

本单元重点内容回顾

1. 过敏性鼻炎是一种常见的上呼吸道过敏性疾病，分为常年性鼻炎和季节性鼻炎，其中因花粉过敏导致的鼻炎又称为花粉过敏症。过敏性鼻炎的主要症状：鼻塞、鼻痒、流鼻涕、打喷嚏、眼痒，特异性症状有变应性敬礼、变应性暗影、变应性皱褶。如果以上主要症状出现超过 1 周，应该警惕孩子是不是得了过敏性鼻炎，而不是单纯意义上的感冒。过敏性鼻炎的治疗遵循"四位一体"原则：环境控制、药物治疗、免疫治疗和健康教育。

2. 支气管哮喘是一种常见的下呼吸道过敏性疾病，主要表现是可逆性的呼气气流受限。应注意慢性疾病的急性发作，遵医嘱规律、规范进行药物吸入，同样遵循"四位一体"原则：避免接触过敏原、药物治疗、过敏原免疫治疗和患者教育。

3. 哮鸣音是支气管哮喘急性发作时的肺部听诊特征，如果哮鸣音减弱，并且伴发口唇发绀、呼吸困难等症状（提示："沉默肺"是支气管哮喘重症发作的表现）必须马上就医！

4. 对于过敏性疾病来说，无论是外用的药物还是吸入的药物，小剂量的激素均是有效的治疗措施，前提是遵医嘱增减药量，切不可因为对激素的过分担忧而自行停药。

5. 咳嗽变异性哮喘是以咳嗽为唯一症状或主要表现的一种哮喘类型，它不伴有明显的喘息。通常咳嗽持续超过 4 周，常在夜间、清晨发作或加重，以干咳为主，无感染征象，经抗生素治疗无效。

6. 过敏进程是指过敏性疾病的发生过程有一定规律。婴儿在出生后第一年内出现的过敏问题主要是食物过敏。随着年龄增长，支气管哮喘、过敏性鼻炎、过敏性结膜炎成为主要问题。即从一种过敏状态进展为另一种的趋势，随着时间的推移，某些症状变得越来越突出，而其他症状逐渐减轻甚至完全消失。过敏进程并非过敏性疾病的必然进程，也就是说并不是所有孩子都会出现这一过程。

第三单元

皮肤黏膜
过敏性疾病

过敏反应可以累及各个系统，前面我们用一个单元的课程详细介绍了呼吸系统的过敏性疾病，并了解到过敏性鼻炎患者会出现眼部症状。从本单元开始，我们来看看，过敏又会给小朋友的皮肤黏膜带来哪些麻烦！突发突止的荨麻疹，反反复复的湿疹，日夜瘙痒的特应性皮炎真让人无奈……

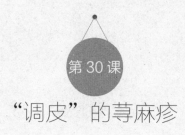

第 30 课

"调皮"的荨麻疹

提到皮肤过敏性疾病，我们可能很容易就想到荨麻疹。荨麻疹虽然分类非常的庞杂，但儿童荨麻疹主要为 I 型变态反应。

牛奶惊魂

夏夏刚刚 6 个月，妈妈开始试着给她加辅食了。可是才吃了一两口泡在牛奶里的小馒头，夏夏的嘴巴周围、脸上、耳朵后边就起了很多小疙瘩，小脸也有一点儿发白了，妈妈赶忙带着哭闹的夏夏到医院看急诊……医生告诉夏夏妈妈，孩子很可能是因为进食食物而诱发了荨麻疹。

再看一个例子：冬天的一个周末，刚上四年级的小雨约了几个小伙伴一起出去打球，刚出去没一会儿，小雨就跑回来了，只见小雨的脸上、身上出现了很多很大的红疙瘩，还一直喊痒，妈妈急忙带着小雨去医院。医生在听完小雨的讲述并详细询问病史后判断，小雨是冷接触性荨麻疹的典型症状。

以上两个例子都涉及了一种疾病——荨麻疹，那到底什么是荨麻疹呢？

关于荨麻疹

荨麻疹俗称风疹块，是由于皮肤、黏膜小血管扩张及通透性增加出现的一种局限性水肿反应，表现为大小不等的风团伴瘙痒，约20％的患者伴有血管性水肿，通常会在短时间内消退。慢性荨麻疹是指风团每天发作或间歇发作，持续时间超过 6 周。

荨麻疹属于过敏性疾病的一种，机制同样为 I 型变态反应，又称速敏型、IgE 依赖型反应，此类反应是由于抗原与 IgE 为主的抗体

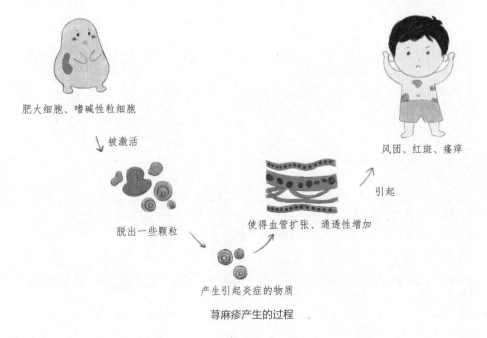

肥大细胞、嗜碱性粒细胞

↓ 被激活

脱出一些颗粒

产生引起炎症的物质

使得血管扩张、通透性增加

引起

风团、红斑、瘙痒

荨麻疹产生的过程

相互作用所引起的，会引起局部平滑肌痉挛、血管通透性增加、微血管扩张充血、血浆外渗水肿等组织学变化。

　　荨麻疹家族非常庞大，而且产生的原因也多种多样，按照发病模式，结合临床表现，可将荨麻疹进行临床分类。

不同类型的荨麻疹及其表现

类型	表现
人工荨麻疹（皮肤划痕症）	机械性切力后 1～5 分钟内局部形成条状风团
冷接触性荨麻疹	遇到冷的物质（包括风、液体、空气等），在接触部位形成风团
延迟压力性荨麻疹	垂直受压后 30 分钟至 24 小时局部形成红斑样水肿，可持续数天
热接触性荨麻疹	皮肤局部受热后形成风团
日光性荨麻疹	暴露于紫外线或可见光后形成风团
振动性血管性水肿	皮肤被振动刺激后数分钟内出现局部红斑和水肿
胆碱能性荨麻疹	皮肤受产热刺激如运动，摄入辛辣食物或情绪激动时形成直径 2～3 毫米的风团，周边有红晕
水源性荨麻疹	接触水后形成风团
接触性荨麻疹	皮肤接触一定物质后形成瘙痒、红斑或风团

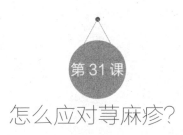

第31课

怎么应对荨麻疹?

我们已经了解了各种各样的原因都可以引起荨麻疹,现在我们来介绍如何治疗和应对荨麻疹,主要分为病因治疗和控制症状两大方面。

寻找诱因

针对病因的治疗,主要是消除诱因或可疑病因,避免相应刺激或诱发因素,可改善症状,甚至使荨麻疹自然消退。病因不容易寻找,因此需要家长在生活中做一个有心人,做到时时关注。如何寻找诱因呢?可以这样做:

- 当怀疑药物诱导荨麻疹时,可考虑避免使用或用其他药物替代。

- 如果怀疑荨麻疹与食物相关,可以通过记食物日记,寻找可能的食物过敏原并加以避免，特别是一些天然食物成分或某些食品添加剂，可引起非变态反应性荨麻疹。

荨麻疹极为常见，10% ~ 20%（甚至有报道声称高达 1/4）的人一生中至少发生过一次荨麻疹，所以家长不必过于焦虑，并且很多时候荨麻疹来去匆匆，放松心情才能正确应对。

药物选择的原则

找到诱因后，下一步就是控制症状，药物选择应遵循"安全、有效、规律使用"的原则。无论是急性荨麻疹还是慢性荨麻疹，医生都主张首选第二代非镇静抗组胺药。另外，如果病情严重，或者合并有喉头水肿的，为快速缓解水肿，避免窒息，可酌情选择糖皮质激素。

对于慢性荨麻疹来说，治疗有效后应逐渐减少剂量，以达到有效控制风团发作为标准，以最小的剂量维持治疗。慢性荨麻疹疗程一般不少于 1 个月，必要时可延长至 3 ~ 6 个月或更长时间。生物制剂对多数难治性慢性荨麻疹有较好疗效。

荨麻疹的治疗步骤

荨麻疹，尤其是慢性荨麻疹病因不明，病情反复发作，病程迁延，除极少数并发呼吸道或其他系统症状，绝大多数呈良性经过。这种病具有自限性，也就是说，可以自己痊愈，所以治疗的目的主要是控制症状。以下的荨麻疹治疗步骤要在医生的指导下进行。

荨麻疹的治疗步骤

步骤	治疗方法
检查	先到医院完善相关检查，寻找过敏原
脱敏	对于部分过敏原，可考虑做脱敏治疗，以提高治愈率
控制症状	抗组胺药是治疗本病的有效药物。一旦发现有效，切勿马上停药，宜逐渐减少剂量直至停药，这样可避免或减轻"服时好，停药发"的弊病。病情顽固者可以两种抗组胺药同时服用，以获最佳疗效

能在皮肤上写字的病——皮肤划痕症

过敏性疾病的表现多种多样，其实，存在这样一种能在皮肤上写字的病，也就是下面要介绍的皮肤划痕症。

皮肤划痕症的主要症状

不少人有这样的经历：用指甲或钝器轻轻划几下皮肤，不一会儿，皮肤上就鼓起了被划过的痕迹。皮肤划痕症也称为人工荨麻疹、皮肤划痕性荨麻疹，可发生于任何年龄，儿童也不例外。

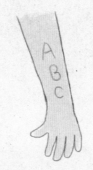

皮肤划痕症也称人工荨麻疹

皮肤划痕症往往先有皮肤瘙痒或灼热，经搔抓、轻划或摩擦后，可出现条索状风团。这种条索状风团会按照划痕的纹路凸显。

皮肤划痕症的主要类型

类型	患病人群	患病原因	症状
单纯性皮肤划痕症	多见于女性	属于生理性的体质异常反应	皮肤被指甲或其他钝物划过后出现一道道风疹块，大多没有瘙痒或其他不适
症状性皮肤划痕症	常见于过敏体质的年轻人	多由于皮肤受外界物理性刺激后发生变态反应，使肥大细胞释放出组胺类的生物活性物质，引起皮肤毛细血管扩张，通透性增加，使血浆、组织液等体液渗透到真皮层而致	患这种皮肤划痕症的人经常无缘无故地感到皮肤发痒，但不像一般常见的荨麻疹那样出现全身的风疹块，而是当皮肤用指甲或其他钝物划过后，局部先出现一道道的红斑风团，随即风团水肿高出皮肤，并在红斑风团的边缘出现红晕现象。有些症状严重的患者甚至在口唇被牙齿咬过后还会出现口唇肿胀的症状

诱发皮肤划痕症的原因

- 摄入或吸入某些化学物质。

- 药物过敏，如青霉素、解热镇痛药物、磺胺类药物等，有的人在停用药物后，很长时间内仍然出现皮肤划痕症。

- 某些细菌代谢产物。

- 蚊虫叮咬。

● 某些富含蛋白质的食物如肉、鸡、鱼、虾、海鲜类的过敏者。

皮肤划痕症也是过敏原检查方法之一——皮肤点刺试验的禁忌证。

皮肤划痕症会影响患者的生活质量，上一节我们提到的荨麻疹治疗方案同样适用于皮肤划痕症。

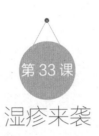

第33课

湿疹来袭

刚出生没多久的宝宝出现满脸的红疹，不少父母会以为是"湿热"捣的鬼，但是，事实真的如此吗？

哪里来的红疹？

菲菲刚刚满月。最近爸爸妈妈发现菲菲从小脸蛋到胳膊、腿，相继出现了很多红疹，有几处甚至破了皮。看着菲菲吃不好、睡不好，甚至体重也下降了，满脸愁容的爸爸妈妈带着菲菲去了医院。

医生听了菲菲爸爸妈妈的叙述，又给菲菲做了检查，随之详细询问起菲菲爸爸妈妈是否有过敏史。爸爸说自己一直有过敏性鼻炎，每到秋天就不停地打喷嚏、流清水样鼻涕、鼻子痒、鼻塞。医生告诉菲菲的爸爸妈妈，菲菲身上长的小红疹是湿疹。

认识湿疹

湿疹是由多种内外因素引起的一种具有明显渗出倾向的炎症性皮肤病，伴有明显瘙痒，易复发，严重影响患者的生活质量。

湿疹的病因目前尚不明确，但是父母若存在过敏史会显著增加孩子出现湿疹的概率。对于这个年龄的孩子，牛奶过敏也是诱发湿疹的因素之一。除此之外，毛绒玩具中的尘螨、宠物的皮屑或分泌物、二手烟也可能诱发湿疹。

一般来说，患有湿疹的孩子皮肤往往比较干燥，干燥的皮肤屏障功能差，会使皮肤更加敏感，更容易发生过敏反应。另外，干燥的皮肤会加重痒感，搔抓以后加重皮损，进而继发感染，因此一定要注意对皮肤的保湿和抗感染治疗。

医生给菲菲开了激素类的药膏和抗过敏的滴剂，并嘱咐爸爸妈妈，平时要加强皮肤的保湿，孩子的衣服应以纯棉为佳。湿疹的特点是易复发，要增强信心，遵从医嘱，定期复诊。

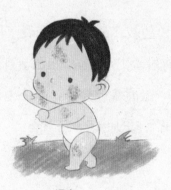

湿疹

第 34 课

湿疹护理：润肤很重要

湿疹不会传染，但容易继发感染。在家里应该如何护理孩子的湿疹呢？

润肤剂用对了吗？

孩子的皮肤看上去吹弹可破，摸上去滑溜溜的，很多家长就自然而然地认为孩子不需要抹润肤剂，事实真的是这样吗？其实，与成人相比，婴幼儿的皮肤角质层及表皮厚度都要薄得多，因此皮肤水分更容易流失，外界的过敏原也更容易进入体内，所以保持皮肤的湿润很重要，尤其是长了湿疹的皮肤。

润肤剂对缓解湿疹尤其重要。湿疹处的皮肤摸上去干干的，像皲裂了一样。润肤剂不仅可以改善肌肤的干燥，减轻瘙痒，而且可以增强皮肤的屏障功能，减少环境因素的刺激，抵挡过敏原侵入皮肤，因此有必要把皮肤保湿作为每天的基础护理来做，湿疹处的皮肤每天涂抹润肤剂不少于 3 次。在湿疹的部位先按照医嘱外用药物，润肤剂可以覆盖在药物上，或者等湿疹消退后，用润肤剂替代外用药坚持每天涂抹。出汗的部位一定要清洗干净后才能使用润肤剂。

为了避免润肤剂的不良反应，建议家长挑选针对过敏性皮肤设计的，无添加剂、无香精的儿童专用润肤剂。在全身涂抹前可以先在孩子手腕内侧试用几天，局部皮肤没有发红、发痒，就可以全身使用了。如果再次出现湿疹，应该在医生的专业指导下进行药物治疗。

湿疹护理备忘录

- 避免热刺激，不要给孩子穿太多衣服，从里到外都穿纯棉衣物。

- 家里开加湿器，湿度维持在 40% ~ 50%。

- 每周洗澡不少于 2 次，水温不高于 37℃，洗澡时间不超过 10 分钟，减少使用沐浴露及洗发液，不泡温泉，不在冬季游泳。

- 经常剪指甲。要经常给孩子修剪指甲，防止孩子用手去抓挠瘙痒部位，因为搔抓破溃后会出现继发感染，造成病情恶化。

- 如果孩子在短期内大量出新疹，或者原有的湿疹出现渗出、糜烂时，一定要及时带孩子去看皮肤科医生，以防湿疹进一步加重。

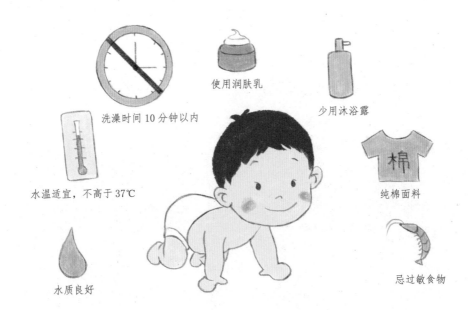

洗澡时间 10 分钟以内

使用润肤乳

少用沐浴露

水温适宜，不高于 37℃

纯棉面料

水质良好

忌过敏食物

湿疹宝宝的穿衣、食物、洗澡、护肤要点

关注日常饮食

1. 回避食物要谨慎

如果哺乳妈妈在进食某种食物后孩子的湿疹确实加重，又没有其他明显促发因素，家长要注意观察，确定该食物跟孩子的湿疹相关后才考虑暂时回避这种食物。

2. 选择特殊配方奶粉

如果母乳不足，需要添加配方奶粉，要根据湿疹的严重程度选择，中重度以上湿疹建议添加深度水解配方奶粉或氨基酸配方奶粉。可以尝试先用氨基酸配方奶粉 2～4 周，如果湿疹明显改善，说明孩子的湿疹与牛奶过敏有关联。

3. 按时添加辅食

患湿疹的孩子也要像其他孩子一样在 4 ~ 6 个月时添加辅食，只是注意逐类添加、逐步加量，添加辅食期间严密观察这种食物是否对湿疹有影响。如果这种食物会使湿疹加重，建议先暂时回避这种食物。

第35课

特应性皮炎：痒痒痒！

皮肤作为机体第一道屏障，扮演着至关重要的角色。但是如果皮肤总是痒得厉害，生活质量自然会受到影响。

没日没夜的瘙痒

妈妈带着莉莉来就诊："医生，我们家孩子天天嚷嚷着痒，都有一年多了，抹了很多药，还是老样子……"

医生看到莉莉的手指、胳膊、脚踝有湿疹样的皮损，还有部分出现了脱屑的现象，其他地方的皮肤也很干燥。经过询问得知，莉莉在4岁左右被诊断为支气管哮喘，坚持定期复诊和吸入药物治疗，症状控制得很稳定，家里也没有过敏的家族史。

医生告诉莉莉妈妈："莉莉得的可能是特应性皮炎。"

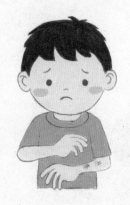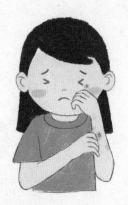

特应性皮炎的典型特征——痒

什么是特应性皮炎

特应性皮炎（atopic dermatitis，AD）原称遗传过敏性皮炎，是一种与遗传过敏有关的慢性炎症性皮肤病，表现为瘙痒、多形性皮损并有渗出倾向，常伴发哮喘、过敏性鼻炎。

关于特应性和特应性疾病，曾有一些学者给特应性和特应性疾病下过定义。现总结如下：

- 存在特应性疾病（过敏性哮喘、过敏性鼻炎、特应性皮炎）的临床症状。

- 实验室方面的异常。至少有两个具有特应性特点的体内外的检测数据：

  - 总 IgE 升高；

- 体外检测对一个以上的常见环境过敏原存在较高的特异性 IgE;

- 对一个以上的常见环境过敏原呈阳性的皮肤点刺试验。

• 强烈的家族遗传倾向。许多调查得出这样的结论,即父母双方是否有特应性疾病,直接影响子代特应性疾病的发病率。这些资料充分证实在特应性疾病的发生上,遗传因素起着重要作用。

特应性皮炎的分类和诊断标准

特应性皮炎临床表现多种多样,通常有如下分类:

特应性皮炎的主要类型

分类标准	类型
按皮损分	急性、亚急性、慢性
按年龄分	婴儿期、儿童期、青少年成人期

关于特应性皮炎的诊断，目前临床上采用 Williams 诊断标准。

特应性皮炎的 Williams 诊断标准

持续 12 个月的皮肤瘙痒加上以下标准中的 3 项或更多

- 2 岁以前发病。

- 身体屈侧皮肤（包括肘窝、腘窝、踝前或颈周，10 岁以下儿童包括颊部）受累。

- 有全身皮肤干燥史。

- 个人史中有其他过敏性疾病，如哮喘或花粉过敏症，或一级亲属中有过敏性疾病史。

- 有可见的身体屈侧湿疹样皮损。

第 36 课

特应性皮炎的病情评估和治疗

如何通过较为简单的方法评估特应性皮炎的严重程度呢？特应性皮炎该如何治疗？下面教您几招。

SCORAD 评分

SCORAD 评分即特应性皮炎积分指数，是 1993 年欧洲特应性皮炎研究组（ETFAD）提出的评分标准，被广泛应用于临床及科学研究中。根据患儿皮肤病变范围（A）和皮损严重程度（B）等客观体征评价项目以及睡眠受影响程度和瘙痒（C）等主观症状评估进行 SCORAD 评分。SCORAD 评分 = A / 5 + 7 × B / 2 + C。总分范围为 0 ~ 103 分。

对于评分结果的判断，有以下两种方法：

- 仅根据客观体征即 A、B 部分的总分来确定：0 ~ 14 分为轻度；

15 ～ 40 分为中度；41 ～ 83 分为重度。

- 根据客观和主观的总分来确定：0 ～ 24 分为轻度；25 ～ 50 分为中度；51 ～ 103 分为重度。

其中皮损范围，按不同年龄划分，以 1% 的面积为 1 分，面积总分即为 A 部分得分，详见下表：

不同年龄段的 A 部分（皮损范围）划分（%）

年龄	头颈部	单侧臂部	躯干前	躯干后	单侧下肢
成人	9	9	13.5	13.5	22.5
＜ 14 岁	9	9	18	18	18
＜ 2 岁	17	9	18	18	12

B 部分为皮损严重程度。总体评估 6 项体征严重程度，包括红斑、水肿 / 浸润 / 丘疹、抓痕、渗出 / 结痂、鳞屑 / 干皮症、苔藓样变。详见下表：

B- 体征严重程度评估

体征	评分标准及对应评分
红斑	0- 无；1- 淡红斑；2- 明显发红；3- 颜色鲜红或深红
水肿 / 浸润 / 丘疹	0- 无；1- 局部区域真皮水肿不易被触及；2- 在多处发生明确的真皮水肿；3- 广泛区域发生真皮水肿 / 浸润
抓痕	0- 无；1- 轻微的抓痕，皮肤没有破损；2- 皮肤线状痕迹，表皮损伤（渗液、结痂）或真皮损伤（出血）；3- 大量渗出或出血性（结痂）损害
渗出 / 结痂	0- 无；1- 淡淡的渗出 / 结痂痕迹；2- 有确切的渗出或结痂，但是每一区域损害在 5 个以内；3- 明显而且广泛
鳞屑 / 干皮症	0- 无；1- 局部轻度脱屑，主要是细小鳞屑；2- 身体多处可见到脱屑，鳞屑较粗；3- 身体大多数部位显著脱屑，鳞屑粗厚
苔藓样变	0- 无；1- 皮纹略增厚（或轻度肥厚）；2- 皮纹增厚呈交叉状（或中度肥厚）；3- 皮纹显著增厚呈很深的交叉状（或明显肥厚）
备注	B 总分 =（　　）分

C- 主观症状评估（患儿家长主观评估）

瘙痒症状（0~10分）：（ ）分

失眠症状（0~10分）：（ ）分

C 总分 =（ ）分

此部分采用视觉模拟评分法（VAS）进行评价，每项 0 ～ 10 分（瘙痒：0= 无瘙痒；10= 患者所能想象最严重的瘙痒。睡眠：0= 无影响；10= 根本无法入眠），取近 3 天瘙痒和睡眠影响度平均分求和即为 C 部分得分。2~9 分区间是自我症状感知度评估，越严重得分越高。

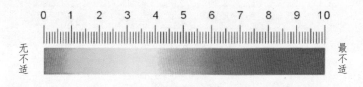

视觉模拟评分法

特应性皮炎的治疗原则

特应性皮炎的治疗原则以恢复皮肤的正常屏障功能，寻找并去除诱发和加重因素，减轻或缓解症状为主要目的。

健康教育：家长应充分了解因本病的发病因素复杂、病程长、易反复发作，不可能追求一次性治愈。平时生活中应注意发现可能加重病情的因素并尽量避免。

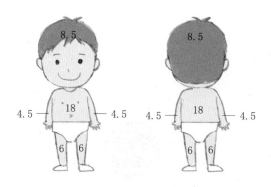

特应性皮炎好发部位及体表受累面积计算方法（以年龄＜2岁为例）

一般护理：提倡母乳喂养，避食明确过敏的食物。平时给孩子穿纯棉衣物，居住环境凉爽、通风，皮肤清洁、保湿。

药物治疗：主要为外用局部糖皮质激素和钙调神经磷酸酶抑制剂（主要包括他克莫司软膏和吡美莫司乳膏）及系统性的 H1 受体拮抗剂口服。出现感染时要及时进行抗感染治疗，除此之外还有中医中药治疗和物理治疗等。治疗时应严格遵医嘱应用外用药物，切不可随意增减药量及停用。

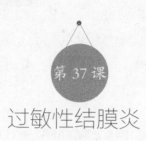

过敏性结膜炎

　　过敏性结膜炎的眼部症状主要包括眼痒、流泪、眼红和灼热感。今天我们就来仔细讲讲过敏性结膜炎到底是一种什么样的疾病。

什么是过敏性结膜炎?

　　小伟今年春天开始上幼儿园了，最近几天妈妈发现，小伟没有以前那么喜欢去学校了，回来以后也无精打采，还总是眨眼睛。又过了几天，妈妈发现小伟不但总眨眼睛，还常去揉眼睛，还说眼睛痒，于是妈妈带着小伟去了医院。

　　医生告诉妈妈，小伟表现出来的眨眼频繁、爱揉眼是过敏性结膜炎的典型症状。

　　过敏性结膜炎是结膜对过敏原刺激产生超敏反应所引起的一类疾病，以Ⅰ型和Ⅳ型超敏反应为主。其中Ⅰ型即为我们熟知的速发型超敏反应，Ⅳ型我们暂不涉及。过敏性结膜炎的典型症状为眼痒、异物感及结膜囊分泌物增多。儿童患者可表现为揉眼或频繁眨眼。

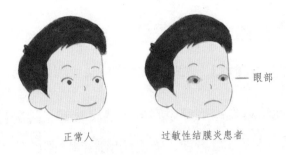

正常人　　　　　　　过敏性结膜炎患者

过敏性结膜炎患者的眼部症状

过敏性结膜炎的类型

根据过敏性结膜炎的发病机制及临床表现，可分为 5 种亚型：季节性过敏性结膜炎、常年性过敏性结膜炎、春季角结膜炎、巨乳头性结膜炎、特应性角结膜炎。其中季节性过敏性结膜炎和常年性过敏性结膜炎以 I 型超敏反应为主，而其余 3 种均为 I 型和Ⅳ型超敏反应共同参与。因此我们本节课重点学习前两种亚型。

过敏性结膜炎的两种类型

病名	常见表现	过敏原
季节性过敏性结膜炎	除了具有过敏性结膜炎的常见症状、体征外，本病常好发于某个季节，其中眼痒是最主要的表现	多数过敏原是花粉，因此 60% 以上的患者伴有过敏性鼻炎
常年性过敏性结膜炎	部分患者的过敏症状及体征非常轻，缺乏特异性临床表现，尤其是老年患者	过敏原以尘螨为主

过敏性结膜炎的诊断及治疗

对于过敏性结膜炎的诊断，主要是依据症状和体征。

• 症状：眼痒，可伴有异物感，结膜囊分泌物增多。

• 体征：结膜充血、结膜乳头病变、角膜特异性病变特征至少1项。

过敏性结膜炎的治疗原则包括健康教育、脱离过敏原、减轻症状及体征。对于多数患者，主要缓解眼痒、眼红等不适；对于长期发作或病情迁延患者，则以控制炎性反应状态为主。

脱离过敏原及健康教育：尽量避免或减少接触过敏原，改善生活环境有助于缓解和控制过敏性结膜炎病情。

• 尘螨过敏患者应做好室内清洁和除螨工作。

• 花粉过敏症患者则需要在花粉季节尽量采取保护措施。

• 空气污染严重时应适当减少户外活动时间。

• 眼部清洁及凉敷能一定程度减缓眼痒等不适。

B- 药物治疗表

药物	作用及注意事项
抗组胺药	缓解眼痒的症状

续表

药物	作用及注意事项
肥大细胞稳定剂（色甘酸钠）	仅适用于过敏性结膜炎患者发作间期的病情控制
糖皮质激素药物	应注意随访观察
免疫抑制剂，如他克莫司	注意观察病情变化，病情缓解后调整用药
人工泪液	可稀释结膜囊内的过敏原，润滑眼表，缓解患者症状

　　需要注意的是，在治疗过敏性结膜炎时，除非出现眼部其他感染症状，否则不可随意使用抗生素滴眼液。

本单元重点内容回顾

1. 荨麻疹易反复，且发病原因种类繁多。生活中，家长应多留心，注意可能诱发症状出现及加重的多重因素。遵医嘱用药，切不可随意停药。

2. 湿疹需要加强保湿及生活中的其他日常护理，遵医嘱进行外用药物的治疗。特应性皮炎一定要遵医嘱，足疗程，全程规范管理。

3. 过敏性结膜炎可用抗组胺药，另外可用人工泪液辅助治疗。

第四单元

食物过敏
和消化系统
过敏性疾病

　　用"甲之蜜糖，乙之砒霜"来形容消化系统过敏性疾病再贴切不过了。几毫升牛奶、一口鸡蛋汤、几颗腰果、几根面条……这些看上去如此普通又味美的食物，竟然让过敏的孩子险象环生，唯恐避之不及，这是为什么呢？

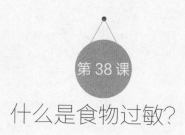

第 38 课

什么是食物过敏?

曾有新闻报道, 花生过敏的人在误食花生后导致死亡, 这就是典型的食物过敏案例。食物过敏究竟是什么?

食物过敏是怎么产生的?

食物进入人体致敏后, 机体对之产生可重复出现的异常免疫反应, 导致机体生理功能的紊乱和组织损伤, 进而引发一系列的症状。发病通常涉及一种或多种免疫学机制。

IgE 介导的食物过敏

项目	具体症状
发生时间	大多发生在进食过敏食物后数分钟
皮肤	皮肤瘙痒、红斑、荨麻疹、血管水肿、湿疹加重

续表

项目	具体症状
胃肠道	呕吐、腹泻、肠痉挛、腹痛
呼吸道	鼻炎和结膜炎发作
全身严重过敏反应	过敏性休克、喉头水肿

非 IgE 介导的食物过敏

项目	具体表现
检测	皮肤点刺试验和 sIgE 往往呈阴性
发生时间	大多数发生在进食过敏食物后 2 ~ 72 小时
皮肤	可表现为特应性皮炎
胃肠道	肠痉挛、反流、拒食、腹泻、肛周发红、腹痛、呕吐、血便、黏液便
呼吸道	渗出物沿黏膜表面顺势下流，如感冒初期鼻黏膜排出大量浆液性分泌物

对于儿童来说，最常见的容易引起过敏反应的食物是牛奶、鸡蛋、大豆、小麦、花生、坚果、鱼、贝壳类海产品。

如何避免食物过敏？

食物过敏总的治疗原则为严格回避过敏食物和含该过敏成分的食物。对轻中度的牛奶和鸡蛋过敏的孩子，推荐在饮食中加入含牛奶和鸡蛋的经高温烘焙的食物（如蛋糕等），并口服益生菌，其他如抗 IgE 的治疗和脱敏（牛奶、鸡蛋、花生）治疗已在临床试验中。

一旦孩子出现可能与食物过敏有关的症状，应尽早筛查过敏食物。因为早期干预、有针对性地回避，不仅可以有效改善食物过敏的症状，更为重要的是可以降低其他过敏性疾病发生的风险。

曾经有严重食物过敏反应或超敏反应的孩子，常与其密切接触的家庭成员如进食过导致孩子过敏的食物，需要洗手、漱口后再接触孩子，因为就算是极其微量的食物残渣或微粒也可以使孩子发生严重的过敏反应。

第 39 课

几颗腰果，一段心惊肉跳的旅程

从本节课开始，我们将会结合案例为您介绍几类生活中常见的食物类过敏原所导致的不同程度的过敏反应。

可怕的腰果

春节期间，出生在北京的小宝和爸爸妈妈回到了南方的老家。奶奶拿了几颗腰果给小宝吃。小宝刚吃了 2 颗，眼睛就迅速肿得眯成了一条线，嗓子里发出"吼吼"的声音，粉扑扑的小脸也变得苍白了，一家人紧急赶到医院，急诊医生迅速处理，并告诉小宝的家人，小宝出现了眼睑水肿、呼吸道症状，同时合并了喉头水肿，幸好送医及时，否则随时存在窒息的可能，将危及生命。随后医生给小宝做了过敏原筛查，显示腰果过敏原 IgE 抗体强度为 6 级（即特重度）。医生提醒小宝的家人，小宝对腰果有严重过敏反应，以后一定要严格回避腰果及任何含腰果成分的食品。

有严重过敏反应，要严格避食

看到小宝出现的腰果过敏反应如此凶险，就能知道严格避食过敏食物有多重要了。过敏原检查显示对某种食物过敏，并且曾有与进食该种食物密切相关的过敏表现，包括进食以后速发的口周皮疹及恶心、呕吐、腹痛、腹泻等消化道症状，就应该考虑避食该食物及含该食物成分的任何制品。仅有单纯的过敏原检查显示存在某种食物致敏就盲目回避，是不可取的。

如何让孩子安全进食，及时发现孩子对哪种食物过敏呢？可以从给孩子添加辅食的时候做起。对于可以添加辅食的孩子来说，以前从未接触过的食物在第一次添加时，要注意遵循"单一、少量、循序渐进"的原则，并密切注意孩子的表现。建议家长可以用下表来记录食物日记。

食物日记表

时间	食物种类及成分	进食量	地点	是否有症状	症状出现时间	具体表现	采取措施	何时好转

食物和花粉的交叉过敏反应

我们在前面介绍花粉过敏症时，曾提到某些花粉和食物存在交叉过敏反应。本节课，我们总结了几种常见的类型。

花粉与食物的惊险相遇

笑笑1岁之前一直吃母乳，1岁后断了母乳，妈妈给她准备了普通配方奶粉。没想到刚喝了一口，笑笑的皮肤就出现了星星点点的疹子，小嘴巴还一张一翕的，像是呼吸困难的样子，妈妈没敢再让她喝了。笑笑3岁的时候，爸爸妈妈带她到郊外玩，可没玩一会儿，笑笑就开始不停地打喷嚏。回到家后，笑笑吃了几口桃，就开始喘个不停。

笑笑的表现是典型的花粉—食物过敏综合征。引起此类过敏的原因主要是由于植物花粉中的抗原与食物中的抗原存在交叉反应，因为诱发食物过敏的致敏途径，除了我们所熟知的经典途径即经消化道致敏外，还有经呼吸道致敏的情况。

这时，我们就要引入一个新的概念：食物交叉反应。食物交叉反应是指不同的食物之间由于存在共同的抗原决定簇，使得食物过敏原存在交叉性，当一种抗原分子刺激致敏个体产生特异性 IgE 后，该特异性 IgE 不仅能与原发致敏的过敏原结合，也能与具有相似结构或相似表位的过敏原结合，并产生相应的过敏症状。

为什么会出现花粉－食物交叉过敏反应？

花粉抗原经过呼吸道的鼻黏膜致敏，从而诱导机体产生 IgE 抗体，患者首先表现为对花粉过敏，存在过敏性鼻炎的症状。

随后，当患者食用食品时，由于食品中的特定抗原与花粉抗原在化学结构上相似，因而极易引起交叉过敏反应，出现对某些食品过敏的表现，表现为口腔黏膜的瘙痒或麻木感、口周皮炎湿疹，部分患者还伴有消化道的症状，容易引起交叉过敏反应的食品以水果、蔬菜类比较常见。

生活中常见的能够引起交叉过敏反应的花粉、食物

花粉	食物
蒿	芹菜、茴香、胡萝卜
豚草	西瓜、甜瓜、黄瓜、香蕉

续表

花粉	食物
桦树	苹果、欧洲萝卜、马铃薯
豚草、桦树	坚果、桃、橘子、樱桃、西红柿

口腔（黏膜）变态反应综合征

说到交叉过敏反应，还需要说一说口腔（黏膜）变态反应综合征。

口腔（黏膜）变态反应综合征是指在进食某些蔬菜或水果后快速出现口腔或咽喉部瘙痒、刺痛和血管水肿，偶尔会有耳朵痒、咽喉部紧缩感。症状一般在进食后几分钟内出现，持续时间较短，可能是过敏反应的第一个症状或唯一表现，桦木和艾蒿花粉过敏的患者常会出现这种情况。

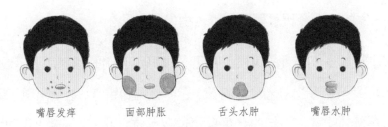

嘴唇发痒　　　　面部肿胀　　　　舌头水肿　　　　嘴唇水肿

口腔（黏膜）变态反应综合征的表现

口腔（黏膜）变态反应综合征是一种局部 IgE 介导的反应，通常是花粉过敏的患者在摄入某些水果和蔬菜后出现的一种症状。尽管症状局限于嘴唇、舌头、口腔和喉咙的瘙痒或刺痛，但如果孩子有过敏史，家长也应该时刻保持警惕。

第 41 课

让人心有余悸的"荞麦"故事

食物类过敏原除了可以经消化道进入人体产生症状以外，还可以通过皮肤或吸入途径诱发过敏反应。

危险的荞麦

5 岁的小溪经历过两次由荞麦引发的危险。

小溪 4 岁 5 个月的时候，吃了一口妈妈自制的荞麦饼干，没多久就开始"哇哇"哭，抱着肚子打滚，还一直喘着粗气，甚至出现了昏迷，医生诊断为吃荞麦引起的严重食物过敏反应。此后，爸爸妈妈再也没给孩子吃任何荞麦食品了。但是在 3 个月后，小溪去奶奶家玩，午睡时枕了装有荞麦皮的枕头后，以上的惊险过程再次上演……

爸爸妈妈对此很不解，小溪是吃荞麦引起的食物过敏，怎么现在连接触荞麦也会发病呢？

小溪的第一次过敏是经消化道致敏诱发的严重过敏反应，第二次的症状是属于经皮肤致敏诱发的过敏反应。

减少食物过敏的发生

就食物过敏来说，如果确定了相关的过敏原，应在日常生活中避免接触、食用、吸入含有此类过敏原及与此类过敏原有交叉反应的食品。当无法避免食用此类食品时，选用合适的食品加工方式可减少过敏原的摄入，如有些食物过敏原由于蛋白对热不稳定，可以加热之后食用，而有些对热稳定的食物抗原则可采取发酵等加工方式，使之容易分解消化。

除了注意食物的摄入外，还要格外注意加强皮肤屏障的护理，如在花粉季节注意做好个人防护。另外，改善皮肤屏障功能也可以预防食物抗原经皮肤吸收，从而减少食物过敏的发生。

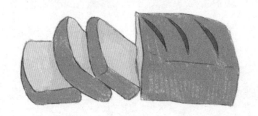

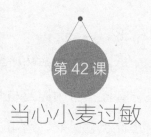

第 42 课

当心小麦过敏

各种各样的面食备受北方人的青睐，但小木却从来不敢接触。

小麦也会过敏吗？

小木 8 个月的时候，妈妈第一次给他吃面条，吃完 10 分钟都不到，小木就开始起疹子、咳嗽，半小时不到又开始哇哇地吐。后来细心的妈妈又发现，小木接触面粉，甚至接触啤酒、白酒的瓶盖都会出现吃面条时的症状。妈妈带着小木去医院检查后，医生告诉妈妈，小木是小麦蛋白过敏，以后要严格回避任何含小麦蛋白的制品。从这以后，妈妈每次都会给小木单独做饭，出门的时候，妈妈也会带上做饭的各种原材料，以免孩子误食了含有小麦蛋白的食物。妈妈还和幼儿园老师沟通小木对小麦过敏的情况，请老师也帮忙把关。

需要再次强调的是，一旦确诊小麦过敏，必须严格回避任何含小麦蛋白的食品，包括生活中常用的各种调味品。

什么是小麦依赖运动诱发的过敏？

小麦依赖运动诱发的过敏是由 IgE 介导的对小麦蛋白成分发生的严重过敏反应，属少见病，是小麦过敏的特殊形式，主要发生在青少年和中青年阶段。除小麦之外，另外还有某些蔬菜、水果也可以出现这种反应，因此，在明确过敏的患者中建议进食致敏食物后 6 小时内避免运动，以免诱发此反应，造成不可挽回的损失。

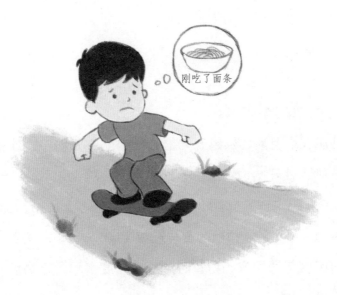

刚吃了面条

小麦依赖运动诱发的过敏
存在小麦过敏的患者在进食面食后运动，出现严重过敏反应

牛奶过敏的不同表现

除母乳以外，配方奶粉是很多宝妈喂养宝宝的选择。但是有些宝宝却让妈妈犯了愁……

牛奶过敏的不同表现

妙妙满 6 个月后，妈妈开始给妙妙喝配方奶粉。妙妙喝完一瓶奶后几分钟，就开始边哭边不停地挠耳朵，脸上、前胸、后背也出了好多红疹。妈妈赶紧抱着妙妙去医院，医生进行了血过敏原检查，结果为牛奶 3 级过敏，诊断为食物过敏（IgE 介导，牛奶）。医生叮嘱妙妙妈妈将普通配方奶粉暂时调整为深度水解配方奶粉，同时注意回避牛奶及含牛奶的食品。

晨晨刚刚 4 个月，因为母乳不足，妈妈给晨晨加了普通配方奶粉。自从开始喝配方奶粉，晨晨就经常拉肚子，有几次大便里还带着一点儿血。妈妈听同事说他们家的孩子也这样，查出是牛奶过敏。于是妈妈带着晨晨去看了过敏反应科。

医生给晨晨做了过敏原检查，显示为牛奶（－）。看到检查结果，妈妈问："晨晨不是牛奶过敏？"医生解释说，晨晨确实是牛奶过敏，只不过是另外一种表现形式。

牛奶过敏的两种类型

虽然都是牛奶过敏，但为什么妙妙和晨晨却表现出了不同的症状呢？因为他们分别属于不同的过敏类型。

具体来说，根据接触后出现症状的时间不同，牛奶蛋白过敏可以分为 IgE 介导和非 IgE 介导两种不同的类型，下面我们就来看看这两种过敏类型的区别。

两种牛奶蛋白过敏的类型区别

不同角度		IgE 介导	非 IgE 介导
从时间上看	发作时间	症状大多数在摄入后几分钟内发作，主要见于普通配方奶粉喂养或混合喂养时	症状大多数在摄入后2～72小时发作，普通配方奶粉喂养、纯母乳喂养或混合喂养均可发生此种类型
从症状上看	皮肤症状	皮肤症状更为突出，表现为急性瘙痒、红斑、荨麻疹、血管性水肿、急性弥漫性特应性湿疹	包括瘙痒、红斑、非特异性皮疹、明显特应性湿疹等
	胃肠道症状	包括呕吐、腹泻、腹痛、肠痉挛	轻中度牛奶蛋白过敏更倾向于出现胃肠道症状，最常见的是易激惹，也就是肠痉挛，另外还有呕吐、腹泻等
	呼吸道症状	包括急性鼻炎、结膜炎等	在1岁以内很少出现呼吸道症状

　　简单来说，牛奶过敏可能是 IgE 介导的，暴露于牛奶会引起荨麻疹、血管神经性水肿和呼吸道过敏反应等症状的即时反应；牛奶过敏也可能是非 IgE 介导的，通常表现为皮肤症状延迟或胃肠道症状。妙妙和晨晨分别就是以上两种机制的典型代表。

第44课

牛奶蛋白过敏，孩子怎么吃？

奶是孩子主要的营养来源之一，孩子对牛奶蛋白过敏，每日的饮食到底该如何安排，才能保证他营养的摄入？如何让他慢慢接受牛奶呢？

1岁以内：回避牛奶及一切奶制品

1. 回避牛奶及一切奶制品

回避不适宜食物是对食物过敏的最好治疗。为了降低因食物过敏引起孩子患呼吸道过敏性疾病的概率，要严格回避牛奶及一切奶制品。家长要仔细察看食品标签，识别出一些隐藏在加工食品中的过敏食物，严格采取避食措施。

2. 提倡母乳喂养

对于孩子来说，母乳是最天然也是最好的食物。如果由纯母乳喂养引起的过敏，可以在医生的指导下先考虑妈妈回避过敏食物。

比如，常见的七大过敏食物：小麦、牛奶、鸡蛋、花生、坚果、鱼贝类、大豆。注意观察孩子的过敏症状有无好转，同时哺乳妈妈需要注意补钙。

3.改用特殊配方奶粉

喝普通配方奶粉的孩子出现牛奶蛋白过敏，可在医生或营养师的指导下换成不含整蛋白配方的特殊配方奶粉。此类配方奶粉和普通配方奶粉的区别就在于把蛋白质分解为适度水解—深度水解—游离氨基酸结构，其他营养素没有改变（蛋白质属于生物大分子，它的最基本

特殊配方奶粉的类型及作用

类型	作用	适用人群
适度水解蛋白配方	可诱导口服免疫耐受	主要用于预防婴儿食物过敏和特应性皮炎
深度水解蛋白配方	将蛋白质通过加热、超滤、水解等特殊工艺使其形成二肽、三肽和少量游离氨基酸的终产物，显著降低了抗原性。因仍残留微量过敏原，可引起大约5% ~ 10%的牛奶蛋白过敏患儿不耐受，多为胃肠道反应和其他非IgE介导的过敏反应	主要用于治疗婴儿牛奶过敏
游离氨基酸配方	不含肽段，完全由游离氨基酸按一定配比制成。由于完全不含过敏原，已证实对牛奶蛋白过敏的治疗有效率高达99%，并且可为患病孩子正常的生长发育提供足够的能量和营养	用于严重牛奶过敏导致生长发育障碍的孩子

结构就是一个个的氨基酸）。特殊的制作工艺既能提高孩子的胃肠道对于营养素的吸收利用率，又能降低牛奶蛋白过敏的风险。

4. 不要随意用其他替代产品

其他动物奶制品，如羊奶的蛋白与牛奶蛋白有很大程度的一致性，仍会引起过敏。另外对于早产儿和 6 个月以下的孩子不推荐使用大豆蛋白，所以，家长还是应该听取医生的意见，使用特殊配方奶粉代替普通配方奶粉，而不要随意选用其他替代产品。

5. 添加辅食要注意观察

过敏的孩子可以在 4 ~ 6 个月时开始添加辅食，添加新食物时应从一种加起，从少量开始，要仔细观察孩子有无湿疹加重、皮肤红斑、荨麻疹及呕吐、腹泻、拒食等不良反应。如出现过敏症状可暂停食用此类食物。鸡蛋、鱼、花生、麦类等容易引起过敏的食物可适当延迟添加。

6. 避免过敏症状复发

在回避过敏原的前提下，换成水解配方奶粉或是游离氨基酸配方奶粉 2 ~ 4 周后，孩子的过敏症状会得到有效控制和改善，但是并不代表过敏已经被治愈。特别是牛奶蛋白过敏的孩子应该继续使用特殊配方奶粉 3 ~ 6 个月或更长的时间，并定期进行随访，才能有效避免过敏症状复发而引起的远期过敏风险。

1岁以后：采用牛奶梯度方法

这一方法适用于1岁以上牛奶蛋白过敏的孩子，需要在医生的指导下进行。

孩子1岁后，可考虑再引入牛奶蛋白，每6～12个月评估一次（如果是IgE介导的，要重测过敏原），从引入致敏性低的烘烤后的牛奶蛋白开始，采用牛奶梯度方法逐步引入牛奶蛋白。具体操作步骤如下：

第一步：少许每块牛奶蛋白小于1克的饼干，逐渐增加至整块饼干，超过5周。

第二步：其他含牛奶蛋白的烘烤产品，如饼干、蛋糕、华夫饼、苏格兰饼、黄油、人造奶油、调味的奶酪粉等。

第三步：含熟奶酪或加热的全奶成分，如奶油茶、芝士酱、比萨、大米布丁、巧克力、巧克力包被的食品、发酵甜品、酸奶等。

第四步：鲜奶制品。如果出现过敏反应再返回上一步。

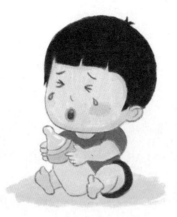

对牛奶蛋白过敏的宝宝

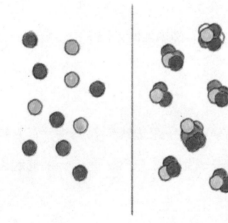
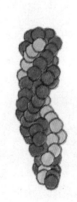

游离氨基酸配方粉的结构　　水解蛋白配方粉的分子结构　　普通配方粉的分子结构

分子越大，越容易过敏

第 45 课

一口鸡蛋汤，一段惊心动魄的经历

鸡蛋是很多妈妈在给孩子添加辅食时的选择，但是，往往在这个时候，妈妈才会发现自家的孩子好像不能吃鸡蛋。

惹祸的鸡蛋

急诊室里，一位年轻妈妈坐在孩子床边紧锁着眉头，直到孩子的呼吸慢慢平稳下来，妈妈才长长地舒了口气，而这一切的起因，正是一口鸡蛋汤。

原来亮亮今年刚上幼儿园，吃午餐时亮亮喝了一小口鸡蛋汤，脸上、身上马上起了红疹，还出现了呼吸困难。老师急忙拨打 120，亮亮就这样被送到了医院。

医生对妈妈说，幸亏这次送医及时，不然亮亮可能会有生命危险。

鸡蛋过敏为何如此凶险？

为何一口鸡蛋汤就导致亮亮出现了如此凶险的症状？这是因为亮亮的鸡蛋过敏属于 IgE 介导的 I 型变态反应速发型，同时累及了呼吸系统和皮肤。

对于过敏患儿，除了父母作为监护人需要时刻注意以外，学校包括幼儿园工作者都需要加强这方面的认识，以便能够尽早识别一些危急重症，减少孩子严重过敏反应的出现。

鸡蛋别过来！

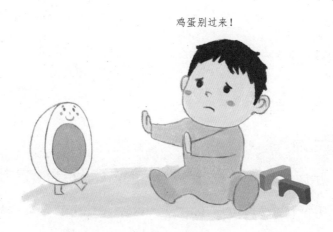

鸡蛋让宝宝过敏

第 46 课

死亡之吻：凶险的花生过敏

"麻屋子，红帐子，里面住着个白胖子。"看似味美可爱的花生对一部分人来说却是危机重重，并且对花生过敏的人往往不容易产生耐受。

死亡之吻

2016 年据外媒报道，加拿大蒙特利尔一名 20 岁的女子，从小就对花生过敏，在不知情的情况下，男友吃完花生后和她接吻，导致她出现严重的过敏反应而死亡，这个吻变成了"死亡之吻"。

下面这个故事中的林林也经历了和新闻中相似的事情。

林林 2 个月大的某一天，奶奶正在磨花生，看一旁小床上的林林盯着花生看，奶奶就抹了一点儿花生末儿放到了林林嘴边。等妈妈发现时，林林的嘴唇已经肿成了"火腿肠"。妈妈马上带林林去了医院，经过及时治疗，林林转危为安。医生告诉林林妈妈，以后孩子不可以再吃花生了。没想到后来吃了花生油炒的菜，林林又发作了一次。从此以后，妈妈就非常注意了。

花生过敏，后果严重

花生过敏通常会产生严重的过敏反应，有时甚至是致命的，而且花生过敏一般不会随着年龄的增长而消失，所以一定要严格回避过敏原。

花生中含多种致敏组分，具体数量与花生品种、加工方法、烹饪方式及食用者有关。不同的花生过敏者，花生致敏的组分也会有所不同。引起花生过敏的过敏原可能是花生的主要致敏组分，也可能是花生的次要致敏组分。因此，孩子对花生过敏，含有花生成分的食物同样要回避，比如，花生油做的菜或点心。家长在购物时，一定要仔细检查食品的外包装上是否已经注明"过敏人群禁食"的字样。

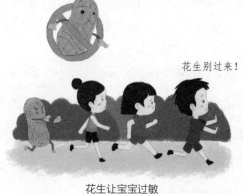

花生别过来！

花生让宝宝过敏

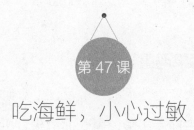

第 47 课

吃海鲜，小心过敏

海鲜因味美、营养价值高，备受大家的青睐。但是并不是所有人都适合吃，小柠就是其中的一位。

螃蟹好吃也易过敏

都说农历八九月份吃螃蟹正当时，趁着"十一"假期，5 岁的小柠跟着爸爸妈妈回到了住在沿海城市的奶奶家。奶奶亲自下厨，做了最拿手的清蒸大闸蟹。刚吃一两口，小柠就感觉眼皮重得抬不起来，脸上还火辣辣的，耳朵后、眼睛都很痒，随后小柠又吐了起来。

爸爸妈妈见状，带着小柠火速赶往急诊。医生通过询问病史，首先考虑小柠是进食螃蟹以后引发的过敏反应，表现为速发皮疹、眼睑水肿以及胃肠道症状。经过及时的治疗，小柠的症状消退了很多。医生建议小柠父母，等小柠状况再稳定一些以后，在门诊做进一步的详细检查，以便得到更为详细的饮食指导。

需要警惕的螃蟹

螃蟹蛋白质含量丰富，是很受欢迎的一种食物，但是同时它也是容易引起过敏症状的食物。因此，在给孩子第一次引入时，需要特别慎重，注意严密观察孩子的反应。

海鲜有时会"变身"，隐藏在食品和餐厅菜肴的配料表中。如果孩子对海鲜过敏，建议您：选购有包装的食品，购买前务必阅读食品标签，尽可能识别可能引发过敏反应的成分；远离烹饪区，因为在烹饪过程中，空气中散发的分子也可能会因被吸入体内而导致过敏反应。

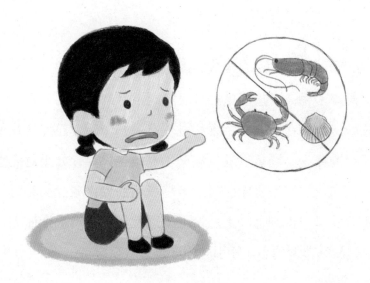

可引起过敏的常见海鲜

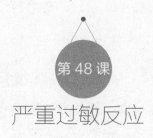

第 48 课

严重过敏反应

过敏是否仅表现为流鼻涕、打喷嚏、咳嗽、喘息这些症状呢？答案是否定的。

引起严重过敏反应的常见因素

对于儿童来说，引起严重过敏反应的常见因素主要为食物过敏和药物过敏。我们在前面介绍食物过敏有关知识时，已经涉及过严重过敏反应的概念。严重过敏反应又称过敏性休克，如果对此感到陌生的话，您一定知道肌肉注射或者静脉输注青霉素类药物时，医生会让您做皮试，否则，严重的青霉素过敏会导致过敏性休克，甚至死亡。这就是典型的由药物引起的严重过敏反应。

严重过敏反应在不同器官表现出的不同症状

当身体在短时间内接触大量过敏原后，如果处理不及时，引起过敏反应的物质就有可能会迅速诱发机体产生一系列的症状。当呼吸和心血管系统受到影响时，便会导致十分严重的过敏反应。

一般症状开始很快，可发生于接触诱发物后几分钟甚至几秒钟，也可发生于 1 个小时以后。有些患者在症状出现之前有先兆，但这些早期症状如焦虑、头晕，患者往往难以叙述清楚。症状呈全身性，轻重不等。

严重过敏反应在不同器官表现出的不同症状

累及系统	临床表现
皮肤	大多数患者以皮肤症状开始，皮肤潮红并常伴出汗、红斑、瘙痒，特别多见于手、足和腹股沟。荨麻疹、血管性水肿是暂时的，一般不超过 24 小时，重症可见发绀
上呼吸道	口腔、舌、咽或喉水肿，其中喉水肿从声音嘶哑、失语到窒息轻重不等，后者是致死的主要原因
下呼吸道	胸紧、刺激性咳嗽、哮鸣、呼吸停止等
心血管系统	低血容量性低血压（严重时对升压剂无反应）、心律不齐（常见心率加速达 140 次 / 分钟，如患者正用 β 受体阻滞剂可发生缓脉）、心肌缺血、心脏停搏
胃肠道	恶心、呕吐、腹痛、腹泻，其中腹痛常是本病的早期表现，胃肠道症状不常见，而且不会单独出现
泌尿生殖系统	尿失禁
神经系统	焦虑、抽搐、意识丧失等，患者多疲乏无力。此外，患者还会因暂时性脑缺氧出现一些精神症状

（参考《诸福棠实用儿科学》）

因此，在这里要提醒家长，如果孩子出现与上述症状相似的情况，应当迅速远离可能的过敏原并紧急寻求医疗帮助。

一开始就出现意识丧失者可在几分钟内死亡，也可以发生在几天或几周后，但一般过敏反应的症状开始越晚，反应的程度就越轻。在早期过敏反应消散后 4 ~ 8 小时，可再次出现晚期反应。

大多数严重过敏反应涉及呼吸道和心血管反应。成人严重病例容易诱发休克，而儿童更易累及呼吸道。由于死亡可发生于几分钟之内，因此迅速处理极为重要，开始治疗越晚，死亡率越高。

本单元重点内容回顾

1. 鸡蛋、小麦、花生、腰果、海鲜均可能是过敏原，家长及所有可能接触到孩子的人员都要注意，一旦明确过敏原后，一定要注意避免误食！家长要学会看食品标签。

2. 人工喂养或混合喂养的孩子，家长要注意观察，如果孩子出现拒食、哭闹、皮疹、消化道症状时，应警惕是否存在牛奶蛋白过敏问题。

3. 对于已经明确的过敏原，并且曾出现过由该食物引起的过敏症状，则应严格避食该食物及含该食物成分的任何制品。

4. 应对严重过敏反应主张一个"早"字，需要大家及时识别，远离可疑的过敏原，争分夺秒，紧急寻求医疗帮助。

第五单元

过敏原
和触发过敏症
相关问题

过敏原检测的真正目的在于通过检测过敏原，确定孩子是否存在过敏，同时指导喂养方式和生活方式，最大限度地避免过敏症状的再次发生。本单元我们就来掌握实用技能，具体学一学到底该怎样远离过敏原。

第 49 课

尘螨诱发的哮喘发作

有的宝宝刚进卧室就咳个不停，有的宝宝在妈妈整理被褥时出现咳嗽，这里面究竟藏了啥，才会诱发宝宝咳嗽呢？

突然出现的咳嗽

阳光明媚的早晨，还在睡梦中的小希翻了个身，突然就剧烈地咳了起来，咳得快喘不过气来了，妈妈赶紧给小希拍背、喝水，可是咳嗽非但没有止住，反而更加厉害了。妈妈只好带着小希赶到了医院。

都是尘螨惹的祸

医生经过询问得知，小希从去年开始，只要一上床睡觉或者在床上嬉闹玩耍，就会出现咳嗽。妈妈整理被褥的时候，他咳得更厉害，有时候小脸憋得通红，严重的时候还会咳到吐，一离开卧室就不怎么咳了。

医生给小希做完了过敏原检测和肺功能检查，告诉妈妈小希得了咳嗽变异性哮喘，而尘螨正是导致小希过敏的罪魁祸首。对于小希来说，尘螨就是一颗"不定时炸弹"，一旦抵抗力下降，这个隐形过敏原就会使他产生过敏反应而出现咳嗽症状。

找到过敏原后，可以采取相应的措施去规避过敏原。此外，除环境控制外，很多幸运的孩子还能通过脱敏治疗来逐渐耐受环境中的过敏原。

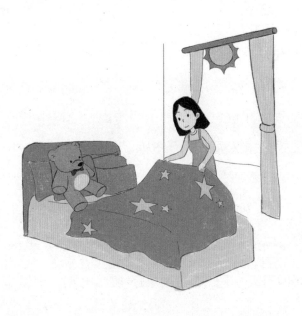

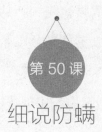

第 50 课

细说防螨

原来卧室里常见的是尘螨，诱发小希咳嗽的罪魁祸首也是尘螨。尘螨是何方神圣？我们又该如何防螨呢？

尘螨的特点

说到过敏原，就不得不提尘螨，它是世界范围内最常见的潜在的室内过敏原和诱发哮喘的主要原因。尘螨生长的环境温度在 22 ~ 26℃之间，相对湿度大于 55%，繁殖季节以 6—10 月为最盛。尘螨作为常见过敏原，其螨体、分泌物、排泄物、死亡以后的尘螨裂解物等均可导致过敏症状的发生。其中屋尘螨以人体及动物脱落皮屑为食物，在床单、枕头、地毯、沙发和毛衣等处大量繁殖。

可是哪怕天天打扫，孩子依旧是咳咳喘喘，那么尘螨到底都躲在哪里呢？

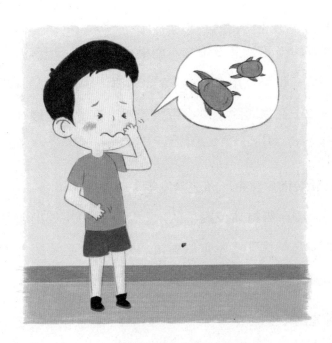

尘螨过敏使宝宝咳喘发作

尘螨常见的藏身地点

1. 床上用品

室内卧具要简洁，注意卧室及床上卫生，最好不要使用羽绒填充的床上用品。除此之外，还可以将枕头、被褥和弹簧床垫等装进密封的防螨罩、套，对尘螨的清除有一定作用。紫外线照射（40℃环境下暴露 24 小时可将螨杀死），每周用热水（55℃以上）清洗床上用品，定期在阳光下暴晒（5~6 小时）和拍打，也可以清除尘螨。

2. 地毯

最好的方法当然就是不用它。如果一定要用，记得经常清理，清理时戴口罩，也可以用市售的去除地毯里尘螨的用品清洁，但是千万不要在孩子在家时除尘螨。带孩子外出旅行时，最好选择无地毯的房间。

3. 各式软装潢（窗帘、布艺沙发等）

用塑料、皮革等材质或简单的木质家具，少用纤维填充家具。用可清洗的窗帘替代那些厚重的窗帘。另外，一定要经常用湿抹布擦拭灯罩和窗台等容易积尘的地方，尽量做到除尘无死角。

4. 各种滤网

"空调一开，尘螨自来。"把卧室、地毯、窗帘打扫干净了，无处栖身的尘螨神通广大，想方设法躲在了空调滤网里。所以，一定记得定期更换、清洗空调滤网。

还可以用一个很简单的办法来避开尘螨：将粗棉布遮盖在通风管道上，但是也要及时更换。

让"霉菌君"无所遁形

充满水渍的地面、发霉的旧报纸都容易滋生霉菌，这也成为某些孩子过敏的原因。如何防霉？今天介绍几个小妙招儿。

霉菌来袭

每年一到梅雨季节，檬檬就睡不好觉，鼻塞、咳嗽，弄得一家人都休息不好。但是只要是晴天，太阳出来后，檬檬咳嗽、鼻塞的症状就基本消失了，难道檬檬的健康要靠太阳吗？

乐乐也有这样的经历，去年八九月份，乐乐出现了持续鼻塞，夜间发憋，尤其在自家、小姨家时（这两家均有壁纸，装修已经5～6年），鼻子的不适更加明显，在姥姥家却没有这些不适。

檬檬和乐乐做了过敏原的检查，均为霉菌过敏。

去除霉菌的妙招儿

霉菌是室内的常年性过敏原，最常见的室内霉菌包括青霉菌、曲霉菌、交链孢霉、分枝孢菌属和念珠菌属等，尤其是交链孢霉可在不同人群中引起哮喘发作。黑暗、潮湿、通气不良的环境最适于室内霉菌的滋生，霉菌还能在制冷、加热及湿化设备中生长，在房内用加湿器将促进室内霉菌滋生。

霉菌在我们的生活中无处不在，最青睐温暖、潮湿的环境，尤其在南方的梅雨季会大量繁殖。下面我们就来看看，有哪些减少家中霉菌滋生的妙招儿吧。

1. 控制湿度

室外湿度高时要紧闭门窗。空调制冷模式或除湿模式可以降温、降湿，空调滤网也要定期清洗。家里可以放置一个温湿度计作为参考。一般湿度控制在 40% ~ 50% 为适宜。

2. 加强通风

因为浴室、卫生间、橱柜内、地下室等都是霉菌容易滋生的"重灾区"，所以家长要注意常通风。卫生间可以利用竹炭来吸附空气中的湿气和异味；在衣橱里放置专用的除湿袋、除湿盒；可以用真空袋来收纳易受潮的物品。另外，天花板、壁纸的背面是最容易忽视的地方，尤其是曾经被水浸渍的地方，必须彻底清扫并保持干燥，不留死角。

3.衣物清洗设备防潮

遇到南方的梅雨季或者阴雨连绵的天气，洗完的衣服容易发霉，把衣服熨干或者使用烘干机都是消灭霉菌的好办法。另外，洗衣机也容易滋生霉菌，定期清洗和消毒洗衣机是重要的防霉手段。

4.去除产霉条件

泥土也是霉菌滋生的良好场所，因此不建议在家里摆放盆栽。对霉菌过敏的孩子尽量待在向阳的房间，少去或不去阴暗潮湿的地方。

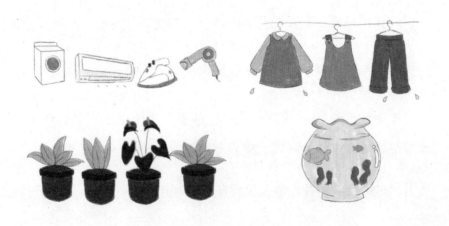

潮湿容易滋生霉菌

第 52 课

学会应对季节花粉过敏

引起花粉过敏症的花粉都有哪些？本节课我们就来详细说一说。

季节花粉都有什么

花粉引起的过敏症状常涉及机体的多个系统，如过敏性鼻炎、过敏性结膜炎、过敏性哮喘、皮肤荨麻疹等。

引起过敏反应的花常称为风媒花，即利用风力作用作为传粉媒介的花，如玉米和杨树的花。风媒花体积较小，轻而干燥，花粉量巨大，便于被风吹到较高、较远的地方，往往难以完全避免花粉的吸入。

在我国，蒿属花粉是主要的过敏原，其次为葎草，其他尚有藜草等杂草的花粉。这些花粉的飘散时间较长，就以蒿属花粉来说，在空气中的飘散高峰时节是 6—10 月。夏、秋季花粉过敏症在北方较多见。

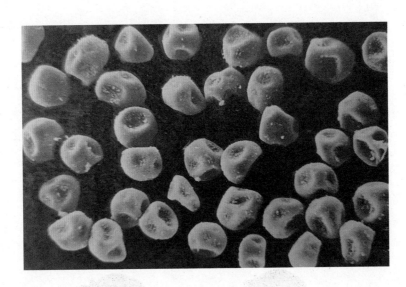

电镜下的花粉粒形态

如何预防花粉过敏?

1. 利用花粉日历准点逃离

尽量避免接触引起过敏的花粉。除根据气象局发布的花粉分布区域以及花粉计数,在花粉播散季节减少户外,尤其是野外活动外,患花粉过敏症的孩子还可以在户外佩戴防花粉专用口罩,留在室内时应尽量减少开窗通风。当然,花粉播散季节去没有该花粉的地区度假也是个不错的选择。

2. 使用花粉阻隔剂

花粉阻隔剂是一种鼻喷剂,不含药物成分,无抗药性,可与其他抗过敏药物配合使用,无任何副作用。它既不影响嗅觉,又能够防止花粉的颗粒直接通过鼻腔黏膜进入体内。可以在花粉高暴露区

活动的时候，每天早、中、晚使用3次，在整个花粉的飘浮期间都
可以使用。

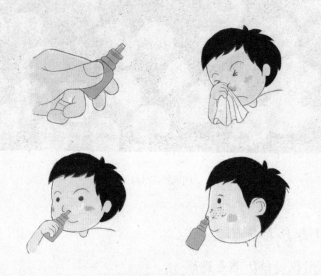

使用鼻喷花粉阻隔剂

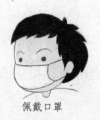

佩戴口罩

花粉过敏防护

3. 鼻腔清洗

这是一个安全方便又经济实惠的方法，既能改善鼻部症状，又
能减少药物用量。鼻腔清洗发挥作用的原因为：

- 水流能物理冲刷掉鼻腔中过度分泌的黏液，同时带走尘螨、花粉等过敏原及空气颗粒物。

- 促进鼻内纤毛摆动，加速黏液清除，从而减少鼻腔与有害物质的接触。

- 降低鼻腔促炎症因子的浓度。

- 湿润鼻腔。

用生理性盐水清洗效果比较好，水温以孩子觉得舒适为宜，大约为 37 ～ 40℃，接近或稍高于体温的温度不会损伤鼻腔黏膜，而且可以促进黏膜血液循环。

清洗时，头稍前倾，用清洗器的鼻塞端塞到鼻腔里，然后张开嘴缓慢呼吸，手捏瓶底让水从一个鼻孔进，从另一个鼻孔和嘴巴流出。一般每天早、晚各进行 1 次，每次需对双侧鼻腔进行清洗。

特别提醒

年龄较小的孩子需要在家长的监护下进行。

清洗时不要说话，不要用力擤鼻，不要做吞咽动作，以免清洗液流进咽鼓管，引起中耳炎。

不要用鼻子吸气，以免发生误吸和呛咳。

如果孩子哭闹，不配合，不要强求使用此方法。

鼻腔清洗的步骤：

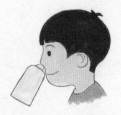

水温控制在 37 ～ 40℃洗一侧鼻孔

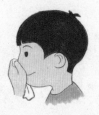

冲洗 10 ～ 20 秒后，用纸巾擦去鼻唇间液体

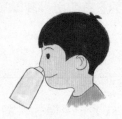

清洗另一侧鼻孔连续冲洗 10~20 秒，
反复交替至清洗液使用完毕

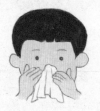

最后用纸巾把鼻涕擦干净

鼻腔清洗步骤和方法

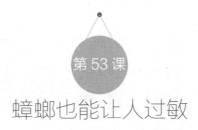

第53课

蟑螂也能让人过敏

蟑螂是一种臭名昭著的昆虫，今天讲到过敏原，还是要说到它。

蟑螂诱发的咳嗽

我们都知道蟑螂有顽强的生命力，是打不死的"小强"，但你可能不知道，蟑螂还是一种很重要的室内常年性过敏原。

小云最近在家里总是咳嗽，而且有越来越厉害的趋势，但奇怪的是，离开家她就不咳了。妈妈带着小云去看医生，医生经过详细询问得知，两周前妈妈在厨房里打扫卫生时发现了几只蟑螂，小云帮着妈妈一起把蟑螂打死了。那天以后，小云就开始咳嗽了。医生告诉妈妈，小云的咳嗽是蟑螂诱发的可能性很大。小云妈妈很不理解："蟑螂也能让人咳嗽？"

灭蟑对哮喘防治意义重大

蟑螂分布范围广，适应性强，本身携带有 40 ~ 50 种对脊椎动物致病的细菌，还可能携带蛔虫、牛肉绦虫、蛲虫等多种蠕虫卵。

蟑螂的躯体、皮屑、粪便和虫卵均有较强的致敏性，并存在于屋尘中，吸入后可引起哮喘。蟑螂是国内诱发哮喘的重要过敏原之一，仅次于尘螨，蟑螂过敏原的致敏在某些地区甚至比对尘螨过敏更常见，因此，对蟑螂进行积极防治具有非常重要的现实意义，包括对哮喘防治也有重要意义。

在生活中，蟑螂过敏原的颗粒多存在于地板、灯、餐桌表面等地方，很容易被风吹散，四处传播。所以注重家庭卫生，消灭蟑螂是很重要的一件事。

• 杀死蟑螂，并彻底清除蟑螂尸体及排泄物。

• 剩余的食物放入容器内。

• 家中不要堆放报纸、纸箱和空瓶。

总的来说，蟑螂生存需要食物、水、巢穴 3 个基本条件，因此，环境防治主要依靠保持环境整洁，但对于一些不容易清理的边角或者缝隙就容易产生卫生死角，清洁不彻底更容易造成蟑螂的滋生应尤为注意。

小云的妈妈在听完医生的讲解后，回去做了全面又彻底的大扫除，小云的咳嗽也在治疗后逐渐好转。

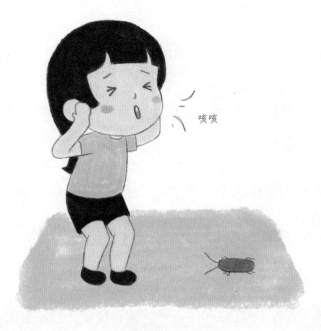

咳咳

蟑螂也能让人过敏

第 54 课

和宠物亲密接触，小心过敏

你知道吗？宠物除了可以为我们带来很多乐趣，还有可能是孩子过敏的源头。

奇怪的窒息

小琳有哮喘，一直控制得很好。某天夜里，已经上床睡觉的小琳突然呼吸急促，胸口憋闷，喘不上气来。爸爸妈妈赶紧找出孩子常用的药物，但是多次使用之后症状仍然没有缓解。情况紧急，爸爸妈妈开车带小琳到了最近的医院。可是当医生准备做皮试的时候，小琳的症状突然消失了。

小狗"带来"的哮喘

爸爸妈妈非常疑惑，平时女儿的病控制得好好的，怎么突然就发病了，而且还这么严重呢？医生经过详细询问得知，小琳发病当天傍晚在小区里玩，被来回奔跑的小狗吓到了。由于小琳在接受哮喘病的药物治疗，又受到了惊吓，情绪过度紧张，另外小琳还患有秋季杂草花粉过敏症，各种因素叠加，共同导致了小琳呼吸频率增快和过度换气，从而出现呼吸困难症状急剧加重。

家养的恒温动物通过分泌物（唾液）、排泄物（尿液、粪便）和皮屑释放过敏原，皮脂的分泌可能是过敏原重要的来源。另外，宠物身上也可能会携带尘螨等，因此，最好不要让宠物进入卧室，尤其是患哮喘的孩子，应该尽量远离宠物。

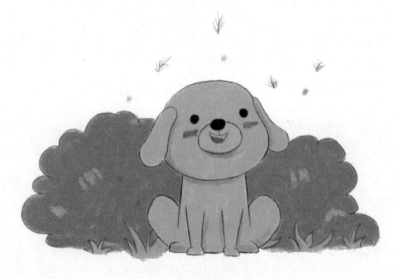

宠物可能使人过敏

第 55 课

让孩子远离雾霾，顺畅呼吸

气象台预报在耳边一遍遍地提醒你：今天空气质量较差，不适合外出。于是你让身旁的孩子老老实实待在室内……

需要警惕的冬季雾霾

冬季是儿童呼吸道疾病的高发时期，如遇到雾霾严重的不良环境条件，更使得患者数量有增无减。

颗粒物大小对身体的影响

颗粒物大小	对身体的影响
大于 10 微米	能被鼻和呼吸道黏液排出
10 微米 以下	可进入鼻腔
7 微米 以下	可进入咽喉
小于 2.5 微米	可深达肺泡并沉积，进入血液循环，导致与心肺功能障碍有关的疾病

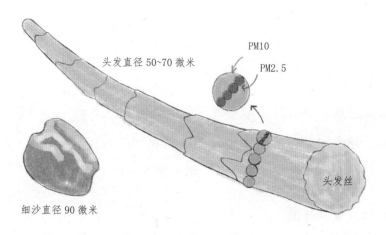

头发直径 50~70 微米

PM10

PM2.5

头发丝

细沙直径 90 微米

直观认识PM2.5究竟有多大

PM2.5 与人体呼吸系统疾病关系比较密切，颗粒直径越小，进入呼吸系统的位置越深，短期暴露即可诱发肺部疾病，如哮喘、急性气管炎、呼吸道感染，长期暴露会导致肺功能下降、慢性支气管炎等。有很多家长反映，一到雾霾天，孩子就会咳嗽，甚至喘息。

雾霾里除了数百种大气颗粒物质，还含有大量的细菌、病毒等病原体，它们能直接进入并黏附在呼吸道和肺泡中，从而引起急性鼻炎和急性支气管炎等病症。

悬浮颗粒是孩子肺部的无形杀手，孩子接触环境污染物后的反应比成人严重得多。

怎么应对雾霾?

在有雾霾时,可以采取以下措施来预防儿童呼吸道疾病:

1. 出门戴口罩

需要注意的是,孩子戴口罩的时间不宜过长,而且口罩的防护级别高,呼吸时产生的阻力也会相应增大,最好在医生的专业指导下使用。如果孩子需要摘下口罩,应该避开人群密集的场所。

2. 尽量减少外出

戴口罩只能起到一定的保护作用,对于 PM2.5 来说,即便是专业的医用口罩,其效果也不是很好,因此减少外出是最简单的做法。

3. 少开窗通风

这里指的是"少",而不是绝对不能开窗通风,一般通风时间把握在早、晚各 20 分钟左右为宜。如果真的不适合通风,空气净化器这时就可以派上用场了,但在使用时一定注意勤更换滤芯。

4. 适当保暖

避免室内外温差过大,室内保持适宜湿度,一般在 40% ~ 50% 之间。

5. 饮食合理,多饮水

养成良好的生活习惯。少吃刺激性食物,多吃新鲜蔬菜和水果,保证营养充足、均衡。规律作息,避免过度劳累,多饮水。

6. 注意个人卫生

为避免孩子感染各类细菌和病毒，家长回家后应先换衣服，洗手洗脸。尽量避免孩子与已患呼吸道感染疾病的人接触。

第 56 课

运动，"致哮喘"还是"治哮喘"？

哮喘发作是不是和运动有一定关系？患了哮喘就不能参加体育运动了吗？让我们来说一说哮喘孩子的运动到底是"治哮喘"还是"致哮喘"。

患哮喘的孩子可以运动吗？

自从孩子被确诊为哮喘后，很多家长都不敢让孩子参加体育锻炼了，特别是在哮喘容易发作的季节，更加严格限制孩子的活动。

哮喘患儿可出现运动耐量下降

一直以来，运动被认为是触发哮喘症状的主要因素之一，这主要是因为哮喘患儿的呼吸道对环境中许多物质过敏，而运动无疑会加速呼吸的频率，吸入更多致敏物质，使气管和支气管发生过敏性炎症反应，导致分泌物增加。呼吸加速后，在短时间内带走很多热

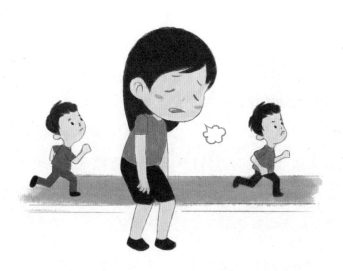

哮喘患儿可出现运动耐量下降

量和水分，使呼吸道的温度下降，导致支气管痉挛和分泌物增加，诱使哮喘发作。

但是，适当的室外活动可以在一定程度上促进孩子肺功能的发育，增加肺活量，增强呼吸道的防御能力。所以，运动应该成为控制哮喘病情的一部分，应该鼓励病情平稳的孩子进行规律的适宜体育锻炼。

多个哮喘权威指南均建议，推荐哮喘患儿进行体育锻炼作为总体控制哮喘的一部分，适当的体育运动不仅不会引发患儿症状加剧等不良反应，还可以改善生活质量。所以，当医生评估孩子的哮喘病情得到控制后，他是可以和正常孩子一样参加适当的体育运动的，这不仅对他的心肺功能是很好的锻炼，而且也能帮助他增强抵御疾病的信心。

如何运动有讲究

在病情控制的情况下，哮喘儿童可以进行日常活动和指定的康复运动。日常活动应该保证每天 1 ～ 2 个小时的户外活动，通过对环境温度和湿度的逐步适应，可以大大减少哮喘发作的机会，但要尽量避免暖寒季节更替时进行户外活动。有氧运动、短距离跑、球类运动等都可以改善运动诱发的支气管收缩效应，提高最大摄氧量，改善肺功能，从而提升哮喘儿童的生活质量。

哮喘儿童运动的 5 个建议：

1. 运动前身体评估

运动之前进行体适能测试评估、哮喘控制的评估，以确定现阶段是否适合运动，可以进行何种强度的运动。

2. 运动前准备药物

运动前应备好硫酸沙丁胺醇气雾剂随身携带，并指导孩子掌握规范的使用方法。

3. 运动前充分热身

运动前要充分热身，运动量应循序渐进，不应进行高强度的运动训练。

4. 最好避免室外运动

冬天及花粉季节和空气污染严重时，最好在室内运动。

5. 身体不适，注意休息

呼吸道感染或身体不适的时候，注意休息和适当限制运动。适合自己的才是最好的，在运动时，一定要经常询问孩子的主观感受和表现，做到有情况及时、冷静处理。

第57课

不容忽视的药物过敏

青霉素过敏可能是大家听过最常见的药物过敏了。但是下面故事中的两个孩子却对常见的解热镇痛药过敏了……

服药惊魂

2岁的圆圆发烧了，妈妈给他喝了氨酚黄那敏冲剂。喝完以后没过几分钟，圆圆就开始起疹子、呕吐、喘不上气来，住进了重症监护病房。

11岁的小姑娘小秋，经常鼻塞、鼻痒，还打喷嚏、流鼻涕，晚上睡觉打呼噜。不久，孩子又出现了咳嗽，尤其到了晚上就更明显，经常需要雾化治疗，晚上才能睡觉。前不久，小秋发烧了，妈妈给她吃了

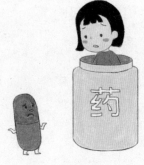

药物过敏

1 片布洛芬，刚吃完没多久，小秋就出现了咳嗽、憋气。到医院检查，小秋有双侧鼻息肉，可是做了息肉微创手术，症状还是没有缓解。最后医生诊断为阿司匹林耐受不良三联征，并告诉小秋以后要慎用布洛芬类药物。

小小药片背后的危险

上面提到的氨酚黄那敏的有效成分及布洛芬都是属于环氧化酶 1 抑制剂范畴，这两类药都是通过抑制环氧化酶 1 来发挥解热、镇痛、抗炎作用的。虽然两个孩子所表现出来的是两种不同的情况，但都和非甾体消炎药脱不了干系。

第一个例子中的圆圆对此类药物不耐受，服用以后出现典型的速发型药物过敏反应。

第二个例子中的小秋则首先出现支气管哮喘、过敏性鼻炎的症状，后期不慎偶然口服布洛芬后出现咳嗽、憋气，有双侧鼻息肉，考虑是阿司匹林耐受不良三联征的典型表现。

阿司匹林耐受不良三联征又称为 Samter 三联征，表现为以支气管哮喘、鼻息肉及不能耐受环氧化酶 1 抑制剂为主要症状的综合征。

无论是对此类药物的过敏反应，还是不耐受的情况，预防都是最好的治疗方法，均应绝对禁用此类药物。一些含有患者耐受不良

药物的复方制剂也应绝对禁用，并应避免食入含有酒石黄的食品和
药物。

本单元重点内容回顾

1. 过敏原分为吸入性过敏原、食物、药物等。通过辅助检查明确过敏原后，一定要遵医嘱加强生活中的防护。

2. 尽量做到卫生无死角，空气净化器滤芯常更换，床上用品常清洗，花粉季节做防护，猫猫狗狗要远离。

3. 儿童用药要谨慎，不能随意给孩子用药。

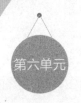

第六单元

过敏性疾病
常用检查方法

现在我们详细介绍一些和过敏相关的检查方法。

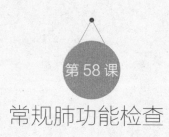

常规肺功能检查

支气管哮喘治疗目标的其中一部分是尽可能减少不可逆肺功能损害。本节课带大家来认识肺功能检查。

肺功能检查前的准备和检查过程

评估心脏的生理状态，可以描记心电图；想了解血压是否正常，可以用血压计测血压。是不是也有一种像描记心电图、测血压一样简便的方法，可以快速知道肺的功能如何呢？答案是肯定的，那就是做肺功能检查。

肺功能检查的指标正常值是根据受检者性别、年龄、身高、体重，计算出一个预计值。因此检查前需要为孩子准确测量体重、身高，并完善性别、出生年月等基本信息。

检查前，家长要帮孩子做好准备工作，如果是女孩，头发不要扎得太高，以免影响身高测量。不需要穿太多衣服，以免影响体重测量。衣服应宽松舒适，以便检查过程中不影响呼吸。

在正式开始检查前，医务人员会和孩子进行详细的沟通和示范，耐心指导孩子按照呼吸要求进行检查。

儿童肺功能检查为无创操作，具体方法如下：

孩子站立或坐位（一般鼓励孩子站着，因为此时膈肌位置最低，这样可以发挥孩子最大的潜能），口含一次性口含器，用鼻夹夹住鼻子。

孩子首先用口平静地呼吸，按照要求进行深吸气，当吸到无法再吸气时，再做最大深呼气，如此重复以上步骤，累计连续检查至少 3 次，医务人员会选择孩子配合最好的检查结果。

肺功能检查的重要性和注意事项

在支气管哮喘治疗的过程中，要定期检查肺功能，这项指标对于评估孩子哮喘的控制情况尤为重要。

当孩子的肺功能下降时，需要关注以下几点：

- 用药吸入方法是否不规范。

- 是否有过敏因素或其他诱因造成哮喘发作。

- 治疗方案是否有改变。

- 是否有其他并存疾病（比如过敏性鼻炎、鼻窦炎、腺样体肥大等）影响。

- 孩子的体重是否超重或肥胖。

医生会根据孩子肺功能的变化情况并结合孩子病情对治疗方案进行调整。

进行肺功能检查，家长还需要知道这些：

检查中如果出现呼吸配合要领掌握不足时，家长也不要着急，要耐心鼓励和引导孩子，和孩子一起反复练习，才能更好地掌握呼吸要领。

孩子发热期间，建议暂缓肺功能相关检查。

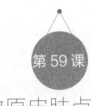

过敏原皮肤点刺试验

如何能快速地查找过敏原呢？过敏原皮肤点刺试验就是一种常用的检查方法。

什么是过敏原皮肤点刺试验？

过敏原皮肤点刺试验是目前临床上广泛应用的一种体内过敏原检查的方法，它的特点是：

- 疼痛刺激小，年龄较小的孩子也可以接受。

- 等待结果的时间短，从操作到出报告前后一共耗时 30 分钟左右。

- 灵敏度高，但容易受到药物的干扰。

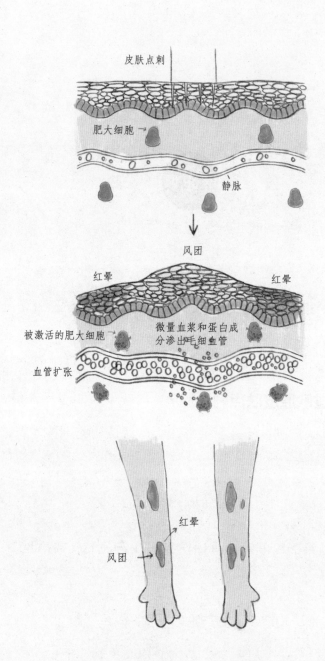

过敏原皮肤点刺试验的原理及表现

过敏原皮肤点刺试验大致的操作步骤为：

- 将少量高度纯化的过敏原液体滴于孩子的前臂。

- 用点刺针轻轻刺破真皮。

- 观察 20 分钟后的点刺部位皮肤反应，以判断过敏原致敏的情况。

皮肤点刺试验的注意事项

过敏原皮肤点刺试验为测定皮肤对过敏原的速发反应，因此需停用抗过敏药物或者含抗过敏成分的复方制剂。

因为这种检查方法受药物作用的影响大，所以，近 1 周之内应用过抗过敏药物、皮肤划痕症呈阳性，或曾出现过严重过敏反应的孩子，不宜进行此项检查。

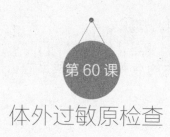

第 60 课

体外过敏原检查

我们在上一节课提到了体内过敏原检查——过敏原皮肤点刺试验，本节课我们介绍一种体外过敏原检查——体外特异性 IgE 检查。

体外特异性 IgE 检查的适用范围

体外特异性 IgE 检查是采用抽血的方法来检测血液标本中的"游离" IgE 分子，这种检查方法适用范围较广，而且不受抗组胺药物的影响。它的特点是：

* 适合于各个年龄段怀疑过敏的孩子。

* 适合于不能配合皮肤点刺试验的孩子。

* 适合于皮肤划痕症呈阳性的孩子。

* 适合于曾出现过严重过敏反应的孩子。

检查特异性 IgE 的意义

特异性 IgE 抗体是介导 I 型超敏反应的抗体，因此，血清中特异性 IgE 阳性对诊断速发型超敏反应至关重要。

过敏原特异性 IgE 的浓度高低有利于帮助判断过敏原种类与临床表现之间的关系，当过敏原特异性 IgE 浓度较高时，发生临床症状和体征的可能性增高，对于筛查过敏高危个体，特别是婴幼儿过敏高危个体具有积极意义。

通过在生命早期进行过敏原特异性 IgE 水平的检测，对于提示未来发生过敏风险也可以起到一定的预警作用。

本单元重点内容回顾

1. 常规肺功能检查：检查前需要环境的准备和孩子的准备，检查过程中需要孩子的配合。

2. 过敏原检查：包括体内检查和体外检查两种方式。体内检查主要是过敏原皮肤点刺试验，容易受到药物的干扰，但是灵敏度高。体外检查主要是体外特异性IgE检查，不受药物干扰，特异度高。

3. 过敏原检查结果需要专业医生的解读和指导。

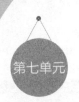

第七单元

过敏的
防治和管理

　　如何防治和管理孩子的过敏性疾病是一件长期而重要的事情，家长一定不能掉以轻心，因为这关系到孩子短期和长期的身体健康。

第61课

缓解哮喘急性发作的药物怎么用?

在支气管哮喘急性发作时,我们该如何应对? 有快速缓解症状的药物吗?

沙丁胺醇: 快速缓解类药物

沙丁胺醇气雾剂属于支气管哮喘治疗中的快速缓解类药物,是一种支气管扩张剂。在哮喘的治疗过程中,按需使用的缓解症状的药物需要常备在身。

支气管哮喘急性发作的诱因非常多,比如上呼吸道感染、过敏原暴露、运动、哭闹或大笑、刺激性气味、空气污染、雾霾、气候变化、香烟烟雾等,均可诱发哮喘急性发作。

在哮喘急性发作期出现喘息、咳嗽、胸闷加重等症状时,支气管平滑肌收缩,支气管痉挛,伴发气流受限。支气管舒张剂可以快速舒张支气管平滑肌，解除支气管痉挛，缓解症状，平喘作用快，通常数分钟内起效。支气管舒张剂是缓解哮喘急性发作症状的首选药物，也可用于运动性哮喘的预防。

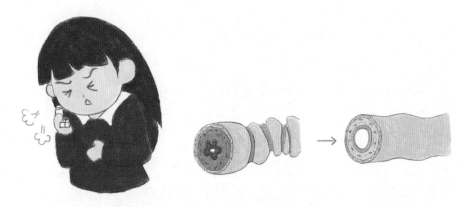

哮喘急性发作使用沙丁胺醇气雾剂　哮喘急性发作时支气管平滑肌收缩　用药后迅速缓解

沙丁胺醇可迅速解除支气管痉挛

沙丁胺醇使用的注意事项

有些家长没有理解哮喘是需要长期治疗的，仅在哮喘急性发作期频繁使用缓解类药物，这是错误的做法。那沙丁胺醇的使用需要注意什么呢？

- 应按需间歇使用，不宜长期、单一、过量使用。如果 1 天之内使用超过 4 次，或每月用量 ≥ 1 支气雾剂时，要及时带孩子看医生，在医师的指导下使用或调整控制治疗方案。

- 在使用沙丁胺醇气雾剂后，如果孩子的喘息症状未能有效缓解，或症状缓解维持时间缩短，要马上带孩子去医院就诊！

免疫治疗，让过敏原不再可怕

　　7岁的浩浩患支气管哮喘已经3年了，虽然一直坚持使用吸入药物治疗，但还是会偶尔发作。因为过敏原是尘螨，无论怎么注意，环境中或多或少还是会存在尘螨，所以爸爸妈妈总是提心吊胆的，而且也很担忧长期应用吸入药物对孩子的身体有不良影响。医生给他们介绍了针对尘螨的免疫治疗，是舌下含服药物，比较安全、方便，适合于浩浩这样的情况，爸爸妈妈一下子看到了希望！

什么是免疫治疗？

　　免疫治疗又称脱敏治疗，专业术语称为"特异性免疫治疗"，主要用于吸入性过敏原所致的、针对IgE介导的Ⅰ型变态反应性疾病。在找到主要过敏原（比如尘螨）后，将该过敏原蛋白做成疫苗，按照剂量和浓度由低到高规律地进入患者体内，造成患者对过敏原的敏感性下降（免疫耐受），孩子以后再接触该过敏原，就不会再出现过敏症状或者症状明显减轻。世界卫生组织（WHO）充分肯定免疫治疗的疗效并指出："特异性免疫治疗是影响过敏性疾病自然进程的唯一治疗手段。"

特异性免疫治疗分为皮下注射和舌下含服两种途径。

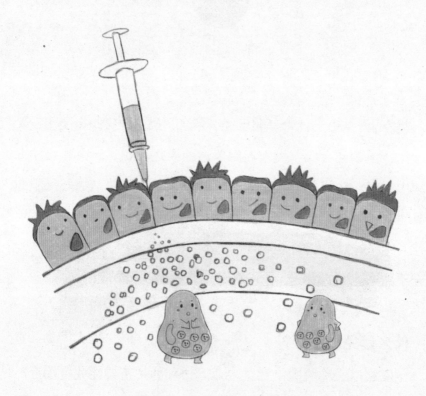

特异性免疫治疗使患者对过敏原的敏感性降低

免疫治疗的阶段

免疫治疗分为初始治疗阶段和维持治疗阶段。对于皮下注射方法来说，初始治疗阶段是每周注射 1 次，从起始量开始，逐渐递增到维持量，需要大约 4 ~ 6 个月的时间；维持治疗阶段为每隔 6 ~ 8 周注射 1 次。总治疗时间约 3 ~ 5 年。

对于舌下含服粉尘螨滴剂方法来说，浓度 1 ~ 5 号依次递增。

第 1 个月：第 1 周（第 1 ~ 7 天）1 号浓度药物剂量 1-2-3-4-6-8-10 滴逐日递增。

第 2 周（第 8 ~ 14 天）2 号浓度，递增滴数与 1 号相同。

第 3 周（第 15 ~ 21 天）3 号浓度，递增滴数与 1 号相同。

第 4 周（从第 22 天开始）4 号浓度，每次 3 滴维持。4 号何时升级为 5 号浓度，由医生根据孩子的情况评估后决定。5 号浓度以每次 2 滴维持。

一般建议粉尘螨滴剂在早晨起床时服用，孩子有呼吸道感染时暂停服用。因为免疫治疗起效时间较长，而过敏的个体差异较大，短期内是不能达到治疗效果的。因此，一旦开始接受脱敏治疗，要严格遵医嘱进行足疗程治疗。

免疫治疗的常见不良反应

免疫治疗的安全性和有效性已经得到了世界各国的研究证实。免疫治疗的不良反应主要表现在局部过敏反应和全身过敏反应。在治疗过程中，可能会出现注射部位局部红肿硬结、过敏症状加重等。但通常脱敏治疗的不良反应发生率很低，且症状轻微，一般经过对症治疗后即可缓解，仅有极少数孩子会出现严重过敏反应。

有的孩子可能会出现局部注射处红肿瘙痒，极少数孩子会出现哮喘、鼻炎的症状，经对症治疗能够很快控制。过敏性休克极其罕见。必要时可在治疗前半个小时按医嘱服用抗过敏药作为预防用药。

开始免疫治疗后，还要用吸入药物吗？

免疫治疗早期无法迅速达到控制症状的效果，脱敏治疗只是治疗的一部分。在接受脱敏治疗的同时，也应采取有效措施避免接触致病过敏原，并根据病情选择合适的药物。

目前认为，过敏性鼻炎、哮喘等过敏性疾病的规范化治疗，应该是在积极避免接触过敏原的基础上，联合使用药物治疗和脱敏治疗。其中药物治疗可控制过敏性鼻炎、哮喘的症状，而脱敏治疗则能改变过敏性鼻炎、哮喘患者的疾病演变过程，并能改善预后。

根据孩子哮喘和鼻炎病情的严重程度，以及脱敏治疗的进程，医生会酌情调整哮喘或鼻炎的药物治疗。随着脱敏治疗疗效的显现，其他相关药物用量会逐渐减少。

第63课

雾化治疗：小年龄段孩子常用的治疗方法

孩子太小，反反复复地咳嗽，还不会主动咳痰，药片不会咽，胶囊吃不下，冲调的药物不爱喝……家长急得团团转。有什么更好的治疗方法？雾化治疗就很适合小年龄段的孩子。

什么是雾化治疗？

雾化吸入治疗简称"雾化治疗"，是将药液以气雾状喷出，由呼吸道吸入，从而达到治疗目的，目前广泛用于治疗多种呼吸道疾病，特别是儿童的支气管哮喘。权威指南推荐吸入治疗为儿童哮喘的首选，雾化吸入治疗也属于吸入治疗。糖皮质激素、β_2受体激动剂和抗胆碱能药物等这些治疗儿童哮喘的常用主要药物，都可以通过雾化吸入来实现。

雾化治疗的优点：

- 雾化吸入药量仅为全身用药（静脉或口服）的几十分之一甚至几百分之一，可以避免或减少全身用药可能产生的潜在不良反应。

- 药物可直达气道，起效快，疗效强，安全性高，无创伤，无痛苦，使用方便，等等。

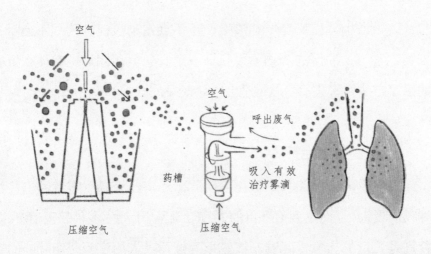

雾化治疗的原理

经过空气压缩泵雾化设备后将液体成分药物形成 2～5 微米直径颗粒，达到呼吸道远端

- 是最不需要孩子刻意配合的吸入疗法，适用于任何年龄的孩子，尤其是小年龄段的孩子。

雾化治疗要注意什么？

小于5岁的孩子最好采用面罩式的雾化机，并保持面罩贴紧口鼻。5岁以上的孩子可用口含器，鼓励孩子用鼻呼气，用口吸气，这样药物可以直接作用于呼吸道。

- 最好是在孩子安静的状态下进行雾化治疗。

- 做雾化时，孩子的头部要稍向后仰，以打开气道，确保呼吸通畅，使药物充分到达呼吸道深部。

- 面罩须专人专用，以减少交叉感染的发生。

- 儿科用药的一个特点就是根据年龄和（或）体重给药，家中最好常备注射器，以便保证药量准确，用药安全。

- 雾化治疗后要立即让孩子洗脸及深部漱口，以减少局部吸收。

- 雾化治疗结束后，家长可以用空掌给孩子拍背，帮助孩子排痰。

- 药物的使用必须由专科医师指导，家长不要随意自行增减剂量。

第 64 课

儿童肺功能的监测和发育：
变化是永恒不变的主题

医生会借助肺功能检查来作为评估病情的参考。肺功能究竟会如何发展，是好转还是恶化？

肺功能记录，动态监测肺功能

姗姗已经有7年的哮喘病史，按医生的要求来复诊。刚踏进诊室，她就指着手里一沓整整齐齐的记录纸对医生说："您布置的作业我都完成了！"看病还要交作业吗？原来姗姗上次来复诊的时候，医生教给她绘制自己的肺功能生长趋势图，她认真地按医生的指导做了。

既然可以通过肺功能检查来了解孩子的肺功能情况，为什么还要做肺功能记录呢？因为孩子正处于生长发育阶段，肺功能也在不断变化，通过肺功能记录，可以观察到孩子肺功能的改变趋势，结合肺功能检查,可以让医生做出更准确的判断,也更利于孩子的健康。

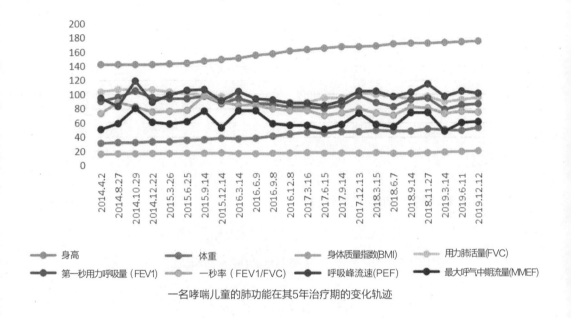

一名哮喘儿童的肺功能在其5年治疗期的变化轨迹

肺功能的发育轨迹

儿童支气管哮喘的治疗目标是减少症状发作,达到或接近正常肺功能,减少不可逆的肺功能损伤。但是由于哮喘发作诱因多样,感染、过敏原、污染等环境因素常致气道慢性炎症迁延或变化多样,因此,在监测肺功能时常表现为不同程度的阻塞性通气功能障碍,甚至在咳喘发作症状缓解、消失了较长时间后,还能发现肺功能异常。

儿童哮喘管理计划（CAMP）队列研究纳入轻中度哮喘患儿，以 FEV1 作为观察指标，得出肺功能发展轨迹的 4 种模式：

1. 肺功能生长正常模式

无肺部疾病者，FEV1 在青春期晚期或成年早期达到最大值，并在数年内保持稳定，这一时期称为肺功能平稳期，此后逐渐下降。此类模式的特征是青春期急剧增加，成年早期处于平稳状态，逐渐衰退。

2. 异常的肺功能生长轨迹

- 肺功能早期生长正常，FEV1 出现提早下降，肺功能最大时的平均年龄为 20.6 岁，下降开始时的平均年龄为 21.1 岁。

- 肺功能早期即出现生长下降，但不伴有 FEV1 提早下降，这其中 19% 的受试者达到了平稳状态，平均年龄为 21.9 岁时肺功能最大。

- 肺功能早期即出现生长下降，同时 FEV1 出现提早下降，肺功能最大时的平均年龄为 20.6 岁，肺功能下降时的平均年龄为 21.3 岁。

随着肺功能的早期下降，正常生长组肺功能开始下降的平均年龄为 21.1 岁，而生长下降组的平均年龄为 21.3 岁，这表明肺功能出现早期下降是肺功能长期下降的一个重要原因。

在本研究中发现，影响肺功能发育的危险因素包括母亲在孕期吸烟、出生时肺功能降低、呼吸道敏感性增加，在儿童期尤其是男孩子肺功能损害，在后期生长发育过程中发展为持续性哮喘和肺功能下降，以及患慢性阻塞性肺疾病的风险增加。

对于哮喘儿童来说，通过早期和持续的一系列 FEV1 监测来识别异常轨迹，可能有助于识别有肺功能异常生长风险的人群。提高患者的医嘱依从性进行规律诊治以控制哮喘症状，防止喘息发作或加重，避免烟草暴露，做好过敏原的防护及做好一级预防（降低早产率、避免低出生体重儿等）都是可以帮助哮喘儿童的肺功能尽可能不出现持续降低的有效措施。

第 65 课

控制体重也能帮助控制哮喘

对于超重哮喘宝宝的家长，医嘱里总是会有"控制体重"一条。难不成肥胖和哮喘之间还存在关联？

肥胖和哮喘有关系吗？

患有哮喘的小胖和妈妈一起去看病，医生看完诊后，特意叮嘱妈妈："孩子超重了，要注意控制体重。"妈妈感到很疑惑："怎么孩子的体重问题还需要医生特意嘱咐？难道超重和哮喘有关系吗？"

确实有关系。当患有哮喘的孩子体重得不到有效的控制时，需要引起家长格外的重视。肥胖和哮喘两者之间关系的特殊之处在于，肥胖使哮喘症状不容易得到很好的控制，糖皮质激素治疗过程中容易复发，当哮喘症状加重时还需要启用全身的激素治疗，这必然会影响孩子的生活感受及质量。

肥胖会给哮喘造成哪些影响？

• 孩子过胖时，胸腹部堆积的脂肪会机械性地作用于肺部，导致孩子的呼吸变快，呼气费力，夜间也会加重睡眠阻塞，从而导致气道高敏反应，甚至诱发哮喘的出现。

• 肥胖孩子的促炎症因子会促进炎症发生，自然会导致气道高敏反应的发生。

• 肥胖对孩子的肺功能也会产生负面影响，FEV1 和 FVC 降低，导致呼吸道功能障碍。

由此可见，肥胖会给哮喘造成不良的影响，甚至可能诱发哮喘，所以一定要控制好孩子的体重。而控制体重又和运动分不开，如果想要通过运动的方式来减肥，一定不要忘了我们在前面提及的哮喘和运动的相关知识，只有适当又合理地运动，才能达到既减肥又锻炼肺功能的目的。

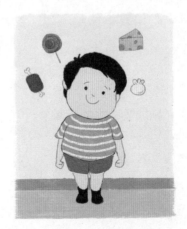

肥胖孩子哮喘

第 66 课

动一动，大家来学呼吸操

　　广播体操大家可能都会做，简单易学又能强身健体。今天我们就一起来学一种呼吸操。

呼吸操的步骤

　　先平静呼吸，站起来吸气，呼气时身体慢慢往前倾。然后在举起上臂时吸气，呼气时用双手下压腹部。再双臂外展平举时吸气，双手下垂时呼气。双手平举时吸气，双手下压腹部时呼气。抱头时吸气，转体时呼气。上举上臂时吸气，下蹲时呼气。还要经常反复练习腹式缩唇呼吸。下面是具体的步骤：

- 平静呼吸→立位吸气
- 前倾呼气→单举上臂吸气
- 双手压腹呼气→平举双臂吸气
- 双手下垂呼气→平举双手吸气

- 双手压腹呼气→抱头吸气

- 转体呼气→立位上臂上举吸气

- 蹲位呼气→腹式缩唇呼吸→平静呼吸

呼吸操的好处

呼吸操可以增强呼吸肌的力量，缓解呼吸肌疲劳，锻炼呼吸功能，提高孩子的运动耐量及生活质量。

规律而又系统的动作还能将运动和呼吸肌群的工作很好地结合起来，增强孩子的肢体协调能力。

呼吸操好处多多，但需要孩子每天坚持做才会有效果。爸爸妈妈不妨和孩子一起做，这样既能让孩子和家长的身体都得到锻炼，又能享受亲子时光！

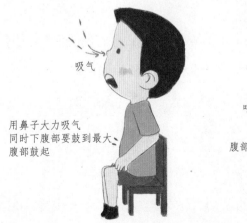
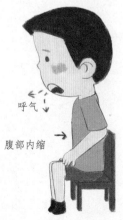

勤练呼吸操

第 67 课

养成好习惯，提高免疫力

小年龄段的孩子容易出现呼吸道疾病，除了自身的年龄和解剖特点外，还与免疫功能发育不完善有关。提高免疫力要从生活中的点滴做起。

免疫力与过敏防护

孩子处于生长发育的时期，身体的各项机能及免疫系统都有一个发育成熟的过程，所以，相较于成人来说，更容易受到外界细菌、病毒的侵袭，从而引发疾病。防治和管理孩子的过敏性疾病是一件长期而重要的事情，孩子的身体强壮、免疫力强，对于防治过敏是有好处的。

如何帮助孩子提高免疫力，从而增强抗击疾病的能力，是很多家长关心的问题。免疫力的获得，依靠与疾病的斗争和良好习惯的养成。做到下面的几点，可以帮助孩子提高免疫力。

提高免疫力的方法

1. 母乳喂养

无论是从过敏的一级预防还是从提高免疫力的角度来说，母乳喂养都是值得大力提倡的。母乳是婴儿最理想的食物，尤其是初乳，更是含有丰富的抗体及微量元素，其中的分泌型免疫球蛋白 A（sIgA）有助于预防呼吸道及胃肠道感染。

2. 规律生活好习惯

养成规律的生活作息及饮食习惯，注意营养均衡，以获得人体必需的营养物质。注意饮水，以保持黏膜湿润。

3. 勤洗手，注意个人卫生

讲卫生，勤洗手，防止病从口入。可以和孩子一起按照"七步洗手法"来洗手。

掌心相对揉搓

手指交叉，掌心对手背摩擦

手指交叉，掌心相对揉搓

弯曲手指，关节在掌心揉搓

拇指在掌中揉搓

指尖在掌心揉搓

螺旋式搓洗手腕，交替进行

"七步洗手法"的具体步骤

4. 适当的体育锻炼

运动可以提高孩子对疾病的防御能力。家长也要起好带头作用，和孩子一起到户外活动。

5. 规范用药，接种疫苗

严格遵医嘱给孩子用药，除了按时带孩子接种国家规定的第一类疫苗外，还可根据孩子的具体情况选择接种第二类疫苗。

第68课

过敏宝宝家长如何与医生有效沟通?

经常带孩子看病,您知道医生最关注的问题是什么吗? 医生最想从家长口中了解的又是什么?

有限的时间里做有效沟通

诊室外,人头攒动,全家出动带孩子看病,忙上忙下。不少家长有这样的感叹,排队几小时,看病 10 分钟。为了使医疗资源高效应用,医患双方合理应用好有限的就诊时间还是个技术活。

正因为看病的时间是有限的,所以,如何在较短的时间内将孩子的病情清楚地告诉医生,并从医生那里得到尽可能多的有效建议,是家长提前要做好的功课。虽然在医院里医生同每一位患儿沟通的时间较短,但如果能够掌握沟通技巧和方法,在有限的时间里与医生进行有效的沟通,就能够收到非常好的效果。

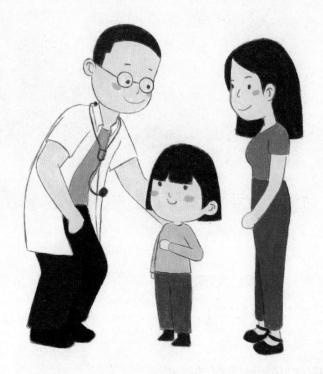

家长和医生进行有效沟通

与医生良好沟通的技巧

1. 带齐病历资料

出门前，检查孩子的既往就诊记录、辅助检查报告、所有药物记录是否都带齐了。支气管哮喘作为一种慢性疾病，经常需要复诊。医生在询问病情时，常常会需要参考以前的就诊记录和检查结果，同样会问及用药名称、疗程及效果，进行评估和判断。为了提高就诊的效率，家长可以按时间、项目分门别类地整理好之前所有做过的检查报告单，事先弄清楚孩子在家曾经吃过什么药，或者家里现在还有什么药。

2. 汇总病情

就诊前，先把孩子的情况做个汇总，比如本次就诊最想解决什么问题、问题是什么时候出现的、怎么发展的、有没有就诊、有没有检查、有没有治疗等。

3. 爸爸妈妈分工合作

如果是爸爸妈妈一起带孩子看病，要做好分工，一个负责照顾孩子，另一个讲述病情。其中一个家长需要补充时，要耐心等待负责讲述病情的家长和医生交流完。负责照看孩子的家长也可以在医生给孩子查完体以后，在一旁陪伴和安抚活泼好动的孩子。另一位家长认真听医生交代病情、治疗方案、护理方法、注意事项等。

带孩子看病也是一个技术活，只要家长厘清自己的任务，各司其职，就能在门诊有限的时间内和医生有效甚至高效地沟通。

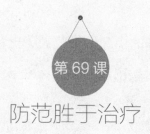

第 69 课

防范胜于治疗

对于过敏性疾病来说，回避过敏原是治疗的第一步，这也是做好防范的第一步。所以家长一定要树立这样的观念：防范胜于治疗。

预防比治疗更重要

可能很多人都听过《黄帝内经》中"不治已病治未病"这句话，其实对于儿童哮喘来说也是一样，防范胜于治疗。如果在孩子哮喘发作的早期就能正规治疗，控制的可能性就大；如果能早做预防，孩子中重度发作的概率就会大幅降低。

过敏的三级预防

1. 一级预防：控制和消除危险因素

- 孩子出生后，应尽早开始母乳喂养，并坚持纯母乳喂养至少4～6个月。避免孩子刚出生即添加普通配方奶粉，如因特殊情况必须添加，也应选择低致敏性的配方奶粉，比如适度水解蛋白配方奶粉。

- 孩子满 4 个月前不添加任何辅食。

- 避免孩子与二手烟、三手烟、油烟等的接触。

2. 二级预防：对已致敏儿童强调"三早"，即早发现、早诊治、早回避过敏原

- 筛查性检查，以明确过敏原。

- 减少常住环境中的尘螨、动物皮屑、霉菌孢子等常见过敏原。

- 使用木制材质或塑料材质的家具代替含填充物的家具。

3. 三级预防：对已经患病的孩子进行治疗和康复指导

- 家庭备有雾化机等常用治疗设备。

- 常备快速缓解类的药物并掌握使用。

- 定期复诊，获得专业医生的指导和建议。

- 关注孩子的心理状况，可在必要时寻求心理医生的专业指导和帮助。

各级预防均有行之有效的措施，家长应尽快行动起来并坚持下去。

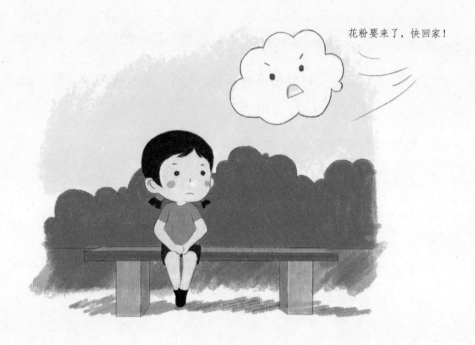

远离花粉过敏原

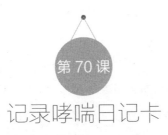

第70课

记录哮喘日记卡

要想做到在门诊有限的时间内和医生进行有效沟通，记录哮喘日记卡就是有效的方法之一，它可以让医生尽快了解孩子的真实病情，做出更有针对性的治疗方案，对于孩子的病情控制及病情管理都很有好处。

哮喘日记卡的具体内容

哮喘日记卡记录了孩子每天症状发作时的情况，包括咳嗽、喘息、胸闷、气促、流鼻涕、打喷嚏、鼻塞、鼻痒等症状，除此之外，更详细的日记卡还需要记录峰流速值和用药情况。有的哮喘孩子往往存在接触花粉、霉菌或者动物皮屑后发病，因此，当哮喘发作时，还应在哮喘日记卡上记录相应的时间、地点及发作情况，这样有利于找到相应的过敏原。

如果出现日记卡中的症状时，要按照标准给每一条症状评分。

越是能认真记录好孩子的病情，越能给医生提供更多的信息，这也有利于医生更好地对用药方案进行调整。

以下为您展示的是北京儿童医院过敏反应科供就诊的小朋友记录的日记卡。

□基线期　　□随访　周　　此卡开始填写的时间：　　　年　　月　　日

		1	2	3	4	5	6	7	8	9	10	11	12	13	14	15	16	17	18	19	20	21	22	23	24	25	26	27	28	29	30
鼻炎症状	喷嚏																															
	流涕																															
	鼻塞																															
	鼻痒																															
哮喘症状	日间症状 咳嗽/咳痰																															
	喘息																															
	气促																															
	胸闷																															
	夜间因哮喘症状憋醒																															
清晨 PEF 值																																
晚上 PEF 值																																
如果使用控制药为布地奈德，在此行填剂量																																
如果使用控制药为布地奈德福莫特罗，剂量																																
是否用哮喘缓解药																																
是否用鼻炎治疗药																																
免疫注射部位有无不适																																

鼻炎症状评分标准

分级评分	喷嚏	流涕	鼻塞	鼻痒
0	无	无	无	无
1分	3~5	≤5	有意识吸气时感觉	间断
2分	6~10	5~9	间歇或交互性	蚁行感,但可忍受
3分	≥11	≥10	几乎全天用口呼吸	蚁行感,难忍

鼻炎症状评分标准

	日间症状评分	夜间症状评分
哮喘症状评分标准	0分 = 无症状 1分 = 少许症状,持续很短 2分 = 一天中较多时间有轻微症状,但对生活和工作影响不大 3分 = 一天中较多时间症状较重,对生活和工作有影响,以致患者不能工作及正常生活	0分 = 无症状 1分 = 轻度哮喘症状或憋醒1次或早醒 2分 = 中度哮喘症状憋醒2次或更多 3分 = 重度症状,多次憋醒不能入睡

记录哮喘日记卡贵在坚持

不同的孩子,病情、家庭环境都存在差异性,因此,无论是哪种类型的哮喘日记卡,只要能真实反映孩子的病情变化,都可以作为就诊的参考。

虽然日记卡记录起来有些枯燥,长期坚持下来更是不容易,但是翔实又客观的哮喘日记在哮喘诊断治疗和自我管理中非常重要,需要家长和孩子认真对待。

第71课

中国儿童哮喘行动计划 (CCAAP)

支气管哮喘反复无常的变化和急性发作常常让很多家长感到无所适从，是否存在一种简便易行同时又行之有效的方案帮助家长更好地应对和早期预防呢？

什么是哮喘行动计划？

哮喘行动计划是患者进行哮喘自我管理的重要工具，在国外已经应用20余年，是开展哮喘患者自我管理的一个里程碑。

2017年2月19日，因地制宜的中国儿童哮喘行动计划在北京发布。该计划推出了纸质版和App版两种，帮助医患双方共同加强对哮喘急性发作的有效管理，真正惠及全国600多万哮喘患儿。

该计划涵盖了哮喘患者不同状态下的用药方案，根据症状和峰流速测试值给予明确的用药指导，有效地开展家庭自我干预，减少患者的非计划就医和急性发作，减少家长误工，患儿误学。

CCAAP 常见指标解读

CCAAP 以形象化的交通信号灯的绿、黄、红 3 种颜色，提示当前的哮喘病情状况及严重程度，据此应用相应的药物治疗和采取及时的治疗预案。

中国儿童哮喘行动计划中绿、黄、红区具体观察指标及处理方案

区域	病情	表现	用药
绿区	病情稳定，控制良好	呼吸顺畅，无咳嗽或喘息症状，夜间睡眠安稳，能够正常学习、运动、玩耍；PEF 在预计值（或个人最佳值）的 80%以上	遵医嘱坚持使用控制类药物及按需使用缓解类药物
黄区	哮喘病情不稳定，需要调整治疗方案	可出现以下至少 1 种症状：频繁咳嗽、喘息、胸闷、夜间咳嗽加重或 PEF 测定值位于预计值（或个人最佳值）的 60%~80%	应及时加用缓解类药物，升级哮喘治疗的预案（即行动计划），防止病情进一步恶化进入"红区"
红区	哮喘严重发作，需要紧急就医	出现以下多个且严重的症状：剧烈咳嗽、发憋、呼吸困难；走路、说话困难，无法平卧；鼻翼翕动，口唇、指甲青紫；焦虑、烦躁不安、意识模糊；PEF 测定值＜60%预计值（或个人最佳值）	此时表明患儿哮喘发作情况十分严重，需立即按照行动计划使用"红区"提示的快速缓解类药物，并同时拨打急救电话迅速就医

CCAAP 的选择类型

1.App 版——悠然呼吸。扫描下方二维码或至"中国儿童哮喘行动计划"公众号下载患者端 App

2. 纸质版

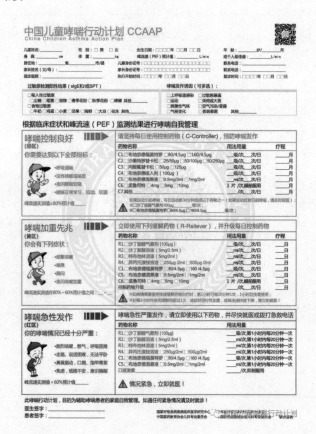

第 72 课

哮喘预测指数（API）

80% 以上的哮喘患儿起始于 3 岁前，其肺功能损害往往开始于学龄前期，因此早期诊断哮喘和早期防治非常重要。

喘了 3 次算哮喘吗？

诊室内，家长看着怀里的孩子，忧心忡忡地说："我都记着呢，这孩子都喘 3 次了，该不会是得了哮喘吧？"其实喘息不是一种疾病，而是一种症状，表现为呼吸过程中出现持续的哮鸣音，提示呼吸道狭窄或阻塞。婴幼儿喘息最常见的疾病是毛细支气管炎与哮喘。

大家可能对影响最大、最有权威性的股票价格指数——道琼斯指数有所耳闻，其实对于哮喘，我们也用相关指数来预测未来哮喘发生的可能性，这就是哮喘预测指数。API 能很好地预测婴幼儿喘息未来发展为持续性哮喘的风险，为早期治疗提供一定的临床指导，在临床上被广泛应用。

哮喘预测指数的主要用途

API 能有效地预测 3 岁以内喘息儿童发展为持续性哮喘的危险性。

适用对象：在过去 1 年喘息 ≥ 4 次的患儿。

判断标准：具有 1 项主要危险因素或 2 项次要危险因素，判断为哮喘预测指数阳性。如哮喘预测指数阳性，建议开始按哮喘规范治疗。

哮喘危险因素表

危险因素	具体内容
主要危险因素	父母有哮喘病史
	经医生诊断为特应性皮炎
	有吸入过敏原致敏的依据
次要危险因素	有食物过敏原致敏的依据
	外周血嗜酸性粒细胞 ≥ 4%
	与感冒无关的喘息

附录

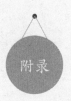

附录

1. 详解各种类型的吸入药物装置

储雾罐

对患有哮喘的孩子而言，使用气雾剂是很重要的治疗手段。但是有的孩子由于年龄太小，不能很好地配合用药，储雾罐这个实用的装置可以帮助孩子更好地吸入药物。

储雾罐的使用方法

- 移开气雾剂喷口的盖，上下晃动摇匀气雾剂后，按字的方向直立吸入器并插入储雾罐一侧。

- 将喷口放入孩子的口中（如果是面罩，要注意罩住口鼻周围并紧贴皮肤）。

- 引导并鼓励孩子慢慢吸气和呼气，一旦呼吸调整好了，可看到单向活瓣随呼吸运动交替开启和闭合，按压气雾剂释放药物，孩子配合呼吸 30 秒。注意保持储雾罐的位置不变。

- 用后取下吸入器，将盖套回喷口上。

储雾罐使用的注意事项

- 如果为每次吸入≥二喷药物，则应一喷结束后，再重复以上操作。

- 如果使用的是激素类控制类药物时，应洗脸，并用水漱咽部，然后吐出漱口水，反复 2~3 次。

- 如果同时需要吸入缓解类药物，应先吸入缓解类药物，5 分钟后再吸入激素。

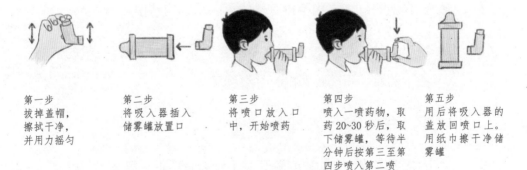

第一步
拔掉盖帽，
擦拭干净，
并用力摇匀

第二步
将吸入器插入
储雾罐放置口

第三步
将喷口放入口
中，开始喷药

第四步
喷入一喷药物，取
药 20~30 秒后，取
下储雾罐，等待半
分钟后按第三至第
四步喷入第二喷

第五步
用后将吸入器的
盖放回喷口上。
用纸巾擦干净储
雾罐

定量气雾剂+储雾罐的使用方法

- 注意定期更换储雾罐的瓣膜（每3个月更换1次）和储雾罐（每6个月更换1次）。

- 气雾剂刚拿出来要上下摇匀并试喷。需要两次喷药的时候，应该按压第一次，让孩子呼吸30秒，稍作休息，再继续按压第二次。

压力定量气雾吸入器（pMDI）

对于大多数学龄儿童，可以直接用压力定量气雾吸入器来吸入药物。

压力定量气雾吸入器的使用方法

- 移开喷口的盖，用力摇匀吸入器。

- 轻轻地呼气，直到不再有气体可以从肺内呼出。

- 将喷口放在口内，并合上嘴唇含着喷口，在缓慢吸气的同时按下药罐，将药物释出，并继续深吸气。

- 屏气约10秒钟，然后才缓慢呼气。

- 若需要多吸一剂，应间隔至少1分钟后再重复第2、3、4步骤。

- 用后将盖套回喷口上。

压力定量气雾吸入器使用的注意事项

- 如果使用的是吸入性糖皮质激素，必须用水漱咽部，然后吐出漱口水，反复 2 ~ 3 次。

- 如果需要同时使用吸入性支扩剂，应该先吸入支扩剂，5 分钟后再吸入激素。

- 如果是一瓶新的吸入器，第一次使用时需要预按，直至有气雾喷出再启用。

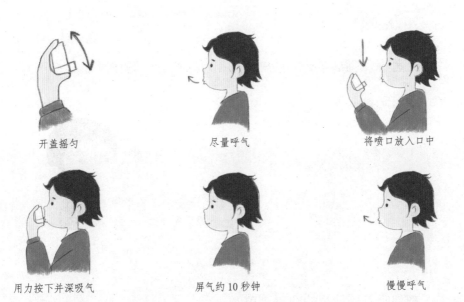

开盖摇匀   尽量呼气   将喷口放入口中

用力按下并深吸气   屏气约 10 秒钟   慢慢呼气

压力定量气雾吸入器的使用方法

都保吸入器

都保吸入器的使用方法

将保护瓶盖旋下。

握紧瓶身，保持瓶口向上，尽快朝逆时针方向旋转瓶底然后再旋回原位，当听到"咔嗒"一声时，表明药粉剂量已经装好，可以用了。

缓慢呼气后，把吸嘴置于齿间，并把嘴唇紧固于吸嘴周围。

用力深吸气。

把都保从嘴边拿开，并屏气约 10 秒钟，然后再呼气。

盖好保护瓶盖。

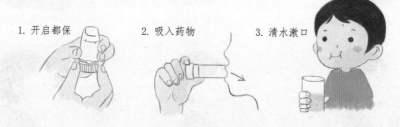

1. 开启都保　　2. 吸入药物　　3. 清水漱口

都保三步吸入法

都保吸入器使用的注意事项

如果使用的是吸入性糖皮质激素，必须用水漱咽部然后吐出漱口水，反复 2 ~ 3 次。

瓶身上的药物剂量显示窗口出现红色标记线时，表示药物即将用完，全部被红色标记线覆盖时，表示药已用完，需要更换新药。

准纳器

准纳器的使用方法

* 一手握住外壳，另一手的大拇指放在手柄上，向外推动拇指，直至完全打开。

* 向外推动滑动杆发出"咔嗒"声，说明一个标准剂量的药物已备好以供吸入。在剂量显示窗口会显示减少一个数字。

* 尽量呼气，但切记不要将气呼入准纳器中。

* 将吸嘴放入口中，经准纳器深深地平稳地吸入药物。

* 将准纳器从口中拿出。继续屏气约 10 秒钟，然后缓慢恢复呼气。

* 将拇指放在手柄上，往后拉手柄，使其恢复原位，滑动杆自动复位。

1. 打开保护盖 2. 开启药物 3. 深吸气吸入药物 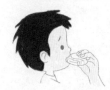 4. 装置复位

准纳器的使用方法

准纳器使用的注意事项

如果使用的是吸入性糖皮质激素，必须用水漱咽部然后吐出漱口水，反复 2～3 次。

鼻喷雾剂

目前常用的鼻用糖皮质激素有布地奈德鼻喷雾剂、丙酸氟替卡松鼻喷雾剂、糠酸莫米松鼻喷雾剂等。

使用鼻用糖皮质激素有以下几点注意事项：

- 使用前，应先清洁鼻腔，保证药液与病损区域接触，将药液摇匀，并试喷两下，以获得均匀喷雾。

- 喷药时，头部稍前倾，以免药液直接流入咽部。喷嘴进入鼻腔约 1 厘米，稍偏向外侧使用，一般需双侧用药。

- 用药后，漱口，清洁鼻喷雾剂喷嘴，垂直放置药瓶。药物用量及频率遵医嘱。

2. 肺功能检测的指标

每次就诊时，医生都会跟家长交代孩子前次和本次肺功能检查各项指标的变化情况，可是很多家长难以迅速理解医生对结果的解释，这些指标又代表什么意思。现在我们就来认识一下它们。

特别提醒

无论是储雾罐、压力定量气雾吸入器、都保吸入器还是准纳器，吸入糖皮质激素时，都会有以下的常见误区，家长一定要注意避开：

误区1 吸药前未深呼气或冲着吸嘴呼气。

误区2 吸入时口包裹吸嘴不严。用牙咬住，未用嘴唇包裹吸嘴。

误区3 吸药后未屏气。

误区4 将漱口的水咽下而未吐出。

肺功能的常见概念

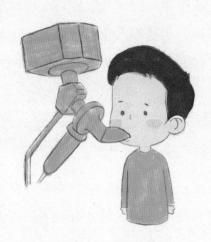

宝宝进行肺功能检查

肺容积　如果把肺想象成一个富有弹性的容器，那么在不同的状态下，它的容纳量也是不同的。我们把不同状态下肺内容纳的气体量称为肺容积。

潮气量　顾名思义，似潮汐涨落，也就是指在平静呼吸时，每次吸入或呼出的气量。

肺活量　是指深吸气后最大呼气所能呼出的气量。因为肺活量个体差异较大，所以在判断时均以实测值占预计值的百分比作为衡量指标。同时，肺活量难以充分反映肺组织的弹性状态和气道通畅程度等变化，也就是不能充分反映通气功能的状况。因此一般会用以下两个指标进行评估，也是对于肺功能的判断有很大意义的指标。

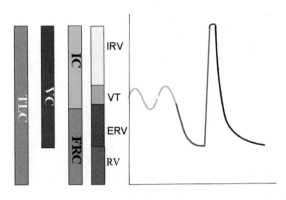

肺功能检测的指标

注：TLC：肺总量；RV：残气容积；VC：肺活量；IRV：补吸气容积；VT：潮气容积；
   ERV：补呼气容积；IC：深吸气量；FRC：功能残气量
   TLC: total lung capacity; RV: residual volume; VC: vital capacity;
   IRV: inspiratory R'eserve volume; VT: tidal volume; ERV: expiratory reserve volume;
   IC: inspiratory capacity; FRC: functional residual capacity

参考文献：[1] 中华医学会儿科学分会呼吸学组肺功能协作组，《中华实用儿科临床杂志》编辑委员会. 儿童肺功能系列指南（二）：肺容积和通气功能 [J]. 中华实用儿科临床杂志,2016,31(10):744-750.

① FVC：指尽最大力量深吸气，然后用力快速呼气直至不再有气体呼出时的全部肺容积。呼气时单位时间内所呼出的气量又称为时间肺活量。

② FEV：指尽最大力量深吸气，然后用力快速呼气直至不再有气体呼出时，在一定时间内所能呼出的气量。其中测定第一秒末呼出的气量，称为 FEV1，最常用。

FEV1/FVC：即 FEV1 与 FVC 的比值，常用百分数（％）表示，是判断气流阻塞的主要指标。

PEF：指用力呼气时的最高气体流量，是反映气道通畅性及呼吸肌力量的一个重要指标。

3. 呼气峰流速

峰流速仪是一种适合患者在家里自己监测哮喘控制情况的小型仪器，它所监测的指标被称作PEF，可以简易地反映气道阻塞的程度。

PEF 的测量步骤

- 站立姿势。

- 将峰流速仪游标拨至 0 点位置。

- 一只手水平拿着峰流速仪，但注意不要阻挡游标滑动的标尺及空槽。

- 用力深吸一口气，直到不能再吸入空气为止。

- 屏住呼吸，用口唇将峰流速仪的咬嘴部位紧紧包住，不要漏气。

- 用最大力气和最快速度呼出一口气，此时游标将被呼出的气流推动，沿标尺滑动，直至呼气结束。

- 记录下游标停止时对应在标尺上的数值。

- 再重复以上步骤两遍，对比 3 遍测定的 PEF 值，将最高值作为此次测定的 PEF 值。

解读 PEF 数值

个人最佳值

为了个体化监测 PEF 变化，一般建议用个人最佳值作为参考指标。确定个人最佳值的方法是，在没有任何哮喘症状的情况下，连续监测两周，每天早晚各进行一次 PEF 测定（每次测定均为 3 遍，记录最高值），最后在这两周的共 14 次 PEF 记录值中找出最高值，即为被测试者的个人最佳值。

PEF 测值的判定标准和就诊前的治疗处理（行动计划）

PEF 测值	判定标准	就诊前的治疗处理
PEF 实测值 / 个人最佳值 ≥ 80%	判断为正常	
PEF 实测值 / 个人最佳值在 60%~80% 之间	判断为轻度到中度降低，提示被测试的哮喘患儿，可能正有哮喘发作或即将有发作	应该即时给予平喘药物治疗，治疗后症状和 PEF 测值若能恢复正常并维持 6 小时以上，可根据情况逐渐停用平喘药物；如果无改善，应就诊
PEF 实测值 / 个人最佳值 <60%	一般有较为严重的哮喘发作	若初始给予平喘药物治疗后症状仍不好转或加重，PEF 测值没有好转或继续下降，应该立即就诊

PEF 日变异率的监测

很多哮喘患儿在较长时间内，虽然没有表现为频繁的急性加重，但可能总伴随着气短、运动或劳累后气促、咳喘，清晨咳嗽或有咳痰，这些现象通常提示慢性炎症的持续症状。此时，监测 PEF 的日变异率会对病情的评估有所帮助。

$$PEF\ 日变异率 = \frac{同日内最高\ PEF\ 值 - 同日内最低\ PEF\ 值}{1/2（同日内最高\ PEF\ 值 + 同日内最低\ PEF\ 值）}$$

正常情况下，PEF 日变异率应该 < 13%；

若 PEF 日变异率 > 13%，提示哮喘控制情况不良，需经医生评估是否调整哮喘控制治疗方案；

若 PEF 日变异率 > 30%，提示哮喘控制情况非常不好，需经医生评估是否调整哮喘控制治疗方案。

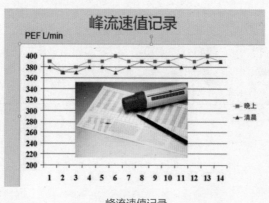

峰流速值记录

检测峰流速时需注意：用药前、早晚测

4. 能在家里随时评估孩子哮喘病情控制的问卷

哮喘控制测试问卷（ACT）（≥12 岁）

哮喘控制测试问卷是 2004 年由美国的 Nathan 等提出，通过对成人受试者在过去 4 周中哮喘对生活和工作的影响，呼吸急促、夜间憋醒、急救药物的使用和患者对哮喘控制的主观感受等方面进行问卷调查而评估其哮喘控制的状态。

ACT 是一种简易有效的评价儿童哮喘控制状况的方法。适用于 12 岁以上儿童，全部由患者自己回答，总共由 5 个问题组成。

每题从程度最重至最轻分别得分 1 ~ 5 分，5 个问题的满分为 25 分。将 5 个问题的得分相加，若总分 ≤ 19 分，提示哮喘未控制；20 ~ 24 分提示哮喘良好控制；25 分提示哮喘完全控制。

采用 ACT 对患儿进行评估后，可以确定孩子的控制水平分级，用于繁忙的门诊（尤其是缺乏肺功能检查设施的基层保健机构），也可以作为肺功能检查的一种补充。进而分析治疗方案和实际达到的哮喘控制水平以决定下一阶段的治疗方案。

- 如果孩子的病情评估显示未达到控制水平，应将现有治疗方案升级，给予更为积极的治疗，使之达到控制哮喘为止。

- 如果已经达到控制哮喘,现有的治疗方案至少维持3个月以上,才可以酌情将治疗方案降级，以达到可以控制哮喘所需要的最低治疗级别和最低治疗哮喘药物剂量。

儿童哮喘控制评分量表（C-ACT）（4～11岁）

请扫我，可以观看 ACT 测试步骤视频解说！

儿童哮喘控制评分量表共有 7 项内容，前 4 项由儿童在儿科医师或照看者帮助下完成，后 3 题由父母或照看者完成。

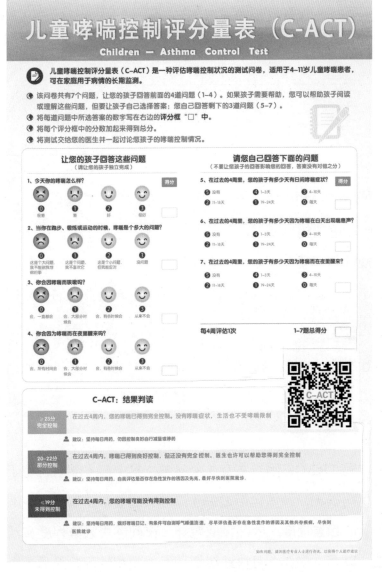

请扫我，可以观看 ACT 测试步骤视频解说！

分数	评分解读	治疗建议
≥ 23 分	在过去的 4 周内，哮喘已控制	坚持每日用药，勿因控制良好自行减量或停药
20 ~ 22 分	在过去的 4 周内，控制部分哮喘	坚持每日用药，自我评估是否存在急性发作的诱因或先兆，可尽快到医院就诊
≤ 19 分	在过去的 4 周内，哮喘未控制	坚持每日用药，记好哮喘日记，可自测峰流速值，尽早评估是否存在急性发作的诱因，尽快到医院就诊

儿童呼吸和哮喘控制测试（TRACK）（5 岁以下）

儿童呼吸和哮喘控制测试是目前国际上唯一适用于 5 岁以下儿童，能够客观评估哮喘控制水平的量化工具，也是第一个同时包含目前损害及未来风险两方面的测试工具，便于家长对孩子的哮喘控制情况进行评估。

需要注意的是，此处提到的持续超过 24 小时的咳嗽是指例如每 1 ~ 2 个小时或 2 ~ 3 个小时就出现多发咳嗽，这种情况反反复复发生，并持续 24 小时以上。

改良中文版 TRACK 问卷共有 5 个问题，其中前 4 个问题用于评估哮喘的疾病损害，具体包括过去 4 周呼吸道症状（喘息、咳嗽或呼吸短促）的频繁程度、因呼吸问题导致夜间憋醒频繁程度和活动受限程度，以及过去 3 个月快速缓解药物的使用情况；最后 1 个问题是过去 12 个月全身糖皮质激素的使用或加用高剂量吸入糖皮质激素进行缓解治疗的情况，用于评估哮喘的未来风险。每个问题的评估分值均有 5 个等级，每级以 5 分作为 1 个档次，分别为 20 分、15 分、10 分、5 分、0 分，总分 0 ~ 100 分，得分越高提示控制越好。

TRACK™ 儿童呼吸和哮喘控制测试（Test for Respiratory and Asthma Control in Kids）

用于 5 岁以下儿童

谁应当使用 TRACK？

这项简单测试可以帮助确定孩子的呼吸问题是否得到控制。

该测试适合用于以下儿童：

- 5 岁以下，**并且**
- 有过发作 2 次或更多次持续超过 24 小时的喘息、呼吸短促或咳嗽的病史，**并且**
- 曾经被处方过治疗呼吸问题的支气管扩张药物，也称为快速缓解药物（例如沙丁胺醇、博利康尼、万托林®）**或者**曾经被诊断出患有哮喘

如何进行 TRACK

步骤 1：在每个所选答案下方的方框内打一个对勾。

步骤 2：在每个问题右方给出的得分框中写下您的回答所对应的数字。

步骤 3：将各个得分框内的数字加起来，便得到孩子的总分。

步骤 4：把这份已完成的测试带给治疗孩子的医生，以讨论孩子的 TRACK 总分。

得分

1 在过去 4 周内，孩子受到呼吸问题（比如喘息、咳嗽或呼吸短促）的困扰有多频繁？

根本没有	1次或2次	每周1次	每周2次或3次	每周4次或更多次
☐ 20	☐ 15	☐ 10	☐ 5	☐ 0

2 在过去 4 周内，孩子因呼吸问题（喘息、咳嗽、呼吸短促）在晚上醒来有多频繁？

根本没有	1次或2次	每周1次	每周2次或3次	每周4次或更多次
☐ 20	☐ 15	☐ 10	☐ 5	☐ 0

3 在过去 4 周内，孩子的呼吸问题（比如喘息、咳嗽或呼吸短促）在多大程度上干扰他或她玩耍、上学或进行同龄儿童应该进行的平常活动的能力？

根本没有	轻微	中等	相当大	极大
☐ 20	☐ 15	☐ 10	☐ 5	☐ 0

4 在过去 3 个月内，您需要使用快速缓解药物（博利康尼、沙丁胺醇、万托林®）来治疗孩子的呼吸问题（喘息、咳嗽、呼吸短促）有多频繁？

根本没有	1次或2次	每周1次	每周2次或3次	每周4次或更多次
☐ 20	☐ 15	☐ 10	☐ 5	☐ 0

5 在过去 12 个月内，孩子需要全身糖皮质激素（口服泼尼松或泼尼松龙、注射甲泼尼龙或琥珀酸氢化可的松）或加用局部糖皮质激素（高剂量）来治疗其他药物无法控制的呼吸问题有多频繁？

从来没有	1次	2次	3次	4次或更多次
☐ 20	☐ 15	☐ 10	☐ 5	☐ 0

总分

请查看背面，来了解孩子 TRACK 总分的含义。

孩子的 TRACK 得分意味着什么？

如果孩子的 TRACK 得分

低于 80 分

孩子的呼吸问题可能**未**得到控制

· 确保您正在遵守孩子的医生提供给您的治疗建议
· 与孩子的医生讨论为什么孩子的呼吸问题可能未得到控制
· 询问孩子的医生可以采取什么步骤来改善对孩子的呼吸和哮喘的控制，以便减轻白天和夜间的症状，也降低对使用快速缓解药物的需求

如果孩子的 TRACK 得分

为 80 分或更高

孩子的呼吸问题似乎得到了控制

· 定期观察孩子的呼吸问题，并将任何担忧告知孩子的医生。尽管孩子现在可能不会出现呼吸问题，但它们随时都可能发生和消退
· 继续与医生讨论孩子的进展以及哪种治疗方案适合孩子
· 良好的呼吸控制和哮喘控制可以帮助孩子睡得更好，帮助孩子参与日常活动，也帮助孩子减少呼吸问题的反复突然发作

与孩子的医生讨论孩子的 TRACK 得分

美国儿科学会（AAP）质量改进创新网络（QuIIN）参与了本测试的验证

建议：

1. 哮喘或具有反复呼吸道症状发作的学龄前儿童家长定期进行 TRACK 问卷测试。

2. 如果得分 < 80 分，提示病情可能未得到控制，请您及时寻找专科医生评估判断。

3. 如果得分 ≥ 80 分，提示病情可能得到了控制。

5. 与过敏性疾病有关的科普主题日

过敏性疾病患者数量庞大。为了提高公众对此类疾病的了解，众多组织发起了科普主题日等活动。

世界过敏日——每年 7 月 8 日

2005 年，世界过敏组织（WAO）联合各国变态反应机构共同发起了对抗过敏性疾病的全球倡议，并将每年的 7 月 8 日定为世界过敏日，旨在通过增强全民对过敏性疾病的认识，共同预防过敏性疾病。

随着过敏性疾病患病率的增高以及公众对过敏性疾病的重视，更多的与过敏科普相关的纪念日诞生了。

世界哮喘日——每年 5 月第一个周二

世界哮喘日是由世界卫生组织推出的一个纪念活动，其目的是让人们加强对哮喘病现状的了解，增强患者及公众对该疾病的防治和管理，定为每年 5 月的第一个周二。

世界过敏周——每年 4 月上中旬

世界过敏组织在每年 4 月会举办世界过敏周活动，旨在提高人们对过敏性疾病的认识，并倡导和规范过敏性疾病的诊断、管理和预防等方面的培训学习。

中国过敏防治周——每年 8 月的第二周

中国医师协会变态反应医师分会宣布将每年 8 月的第二周定为中国过敏防治周，旨在提高广大患者及医务工作者对变态反应性疾病的认识，正确诊治，改善预后。2018 年的主题是"防治过敏，深入基层，健康中国行"。

设置这些主题日的初衷都是一样的，那就是过敏性疾病已经成为一个公共卫生问题，需要引起公众的关注和重视。

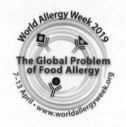
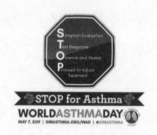

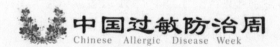

食物日记表

时间	食物种类及成分	进食量	地点	是否有症状	症状出现时间	具体表现	采取措施	何时好转

食物日记表

时间	食物种类及成分	进食量	地点	是否有症状	症状出现时间	具体表现	采取措施	何时好转